显微外科
基础培训和临床实践

主　审　陈山林　田　文　王树锋

主　编　杨　勇

编　者（以姓氏汉语拼音为序）

蔡志刚	曹梦琦	陈山林	陈向锋	戴鲁飞	方秀统	郜永斌
葛双雷	郭　阳	侯春梅	胡　琪	黄行健	黄志峰	李　斌
李　淳	李　峰	李德志	李文军	李玉成	李忠哲	栗鹏程
刘　波	刘　畅	刘　坤	刘建寅	刘元波	荣艳波	沈文彬
史翔宇	宋雪凌	苏彦农	孙丽颖	孙宇光	田　文	童德迪
王　聪	王　扬	王海华	王树锋	王志新	武竞衡	夏　松
熊　革	薛云皓	杨　辰	杨　勇	易传军	殷耀斌	尹会男
臧梦青	张　雷	张春林	张秋月	张友乐	张云涛	张长清
赵俊会	郑　炜	钟文耀	朱　瑾	朱　伟	诸　寅	纵　亮

人民卫生出版社

·北京·

版权所有，侵权必究！

图书在版编目（CIP）数据

显微外科基础培训和临床实践 / 杨勇主编 . —北京：
人民卫生出版社，2021.2
ISBN 978-7-117-31282-0

Ⅰ . ①显… Ⅱ . ①杨… Ⅲ . ①显微外科学 – 岗位培训
– 自学参考资料 Ⅳ . ①R616.2

中国版本图书馆 CIP 数据核字（2021）第 032419 号

人卫智网	www.ipmph.com	医学教育、学术、考试、健康，
		购书智慧智能综合服务平台
人卫官网	www.pmph.com	人卫官方资讯发布平台

显微外科基础培训和临床实践
Xianwei Waike Jichu Peixun he Linchuang Shijian

主　　编：杨　勇
出版发行：人民卫生出版社（中继线 010-59780011）
地　　址：北京市朝阳区潘家园南里 19 号
邮　　编：100021
E - mail：pmph @ pmph.com
购书热线：010-59787592　010-59787584　010-65264830
印　　刷：北京华联印刷有限公司
经　　销：新华书店
开　　本：889 x 1194　1/16　印张：10
字　　数：310 千字
版　　次：2021 年 2 月第 1 版
印　　次：2021 年 3 月第 1 次印刷
标准书号：ISBN 978-7-117-31282-0
定　　价：99.00 元

打击盗版举报电话：010-59787491　E-mail：WQ @ pmph.com
质量问题联系电话：010-59787234　E-mail：zhiliang @ pmph.com

主编简介

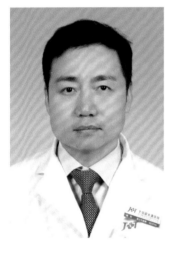

杨勇，医学博士，北京积水潭医院手外科主任医师，北京大学医学部副教授。1995—2003年就读于吉林大学白求恩医学部，2003—2006年就读于复旦大学附属华山医院手外科，博士毕业后至北京积水潭医院手外科工作至今。2011年公派至美国路易维尔大学Kleinert手外科中心，临床型访问学者，主要从事腕关节临床及科研工作。2014年公派至日本庆应大学骨科、国立成育医疗研究中心和小郡第一综合病院，重点学习腕关节镜、手部先天畸形和臂丛神经损伤的修复。

主编《手外科临床思路及手术图解》，担任副主编、副主译或参编医学专著10余部。国内外专业期刊发表中、英文论著42篇。主持国家级和省部级科研项目7项，其中智能仿生手和下肢外骨骼的相关研究获得国家自然科学基金和国家重点研发计划"智能机器人"重点专项等项目的支持。荣获中华医学会第十三届全国手外科学术会议大会优秀论文一等奖、2020首都青年医学创新与转化大赛二等奖等多项荣誉。

现任中国医师协会显微外科医师分会北京积水潭医院"显微外科技能培训中心"教学主任，北京医学会手外科学分会青年委员会副主任委员，北京医学会手外科学分会委员和学术秘书，中华医学会手外科学分会秘书和骨关节学组委员，中华医学会手外科学分会青年学组委员，中国医师协会住院医师规范化培训骨科专业委员会教程工作组委员，中国医师协会手外科医师分会干事，中国医师协会显微外科医师分会周围神经工作委员会委员，中国医师协会美容与整形医师分会康复整形专业委员会委员，中国研究型医院学会罕见病管理分会理事，中国康复医学会修复重建外科专业委员会四肢先天畸形学组委员，《骨科临床与研究杂志》通讯编委。国际腕关节研究学组（IWIW）、亚太腕关节学会（APWA）正式会员等。

序言一

本书旨在普及显微外科知识,介绍显微外科技术。

广义上讲,凡是在显微镜或放大镜下操作的技术都可以称作显微外科技术;但经典的定义是指在显微镜下用显微手术器械和显微缝线完成血管、神经、淋巴管吻合的技术。

显微外科技术出现至今已经有 100 多年历史,是外科学史上里程碑技术之一。显微外科技术的成熟推动了外科学多个亚专业的迅猛发展,比如整形外科、手外科、心脏外科等。一些重要的专业,比如血管外科、移植外科等,更是因为显微外科技术的出现,才迈上了历史舞台。显微外科技术已经是许多外科专业医生的核心技能之一。

本书是为了全方位培训青年医生的显微外科技能编撰而成。全书共三篇31章,前两篇简要回顾了显微外科的历史,详尽介绍了显微外科特色技术,并分享了在手外科、显微外科领域的经典病例;第三篇是答疑解惑篇,作者通过梳理显微外科各个应用领域的专业知识,意在进一步夯实读者的理论基础。全书编排合理新颖,可读性强,填补了国内显微外科技能培训方面的空白,具有较为重大的临床意义。

本书主编杨勇教授多年来一直负责北京积水潭医院手外科的显微外科技术培训工作,他和所有编者都是具有丰富临床经验和显微外科技术的资深专家。我相信,本书的出版一定会对希望掌握显微外科技术的青年医生大有裨益!

显微外科手术是著名的、最辛苦的手术种类之一,手术失败带来的痛苦往往刻骨铭心,但是,每一例成功的显微外科手术带给医生的满足感都无与伦比。熟练掌握显微外科技术以后,一定会使你的专业水平跨上一个新的台阶,在同龄人中脱颖而出。

所以,奔涌吧,有志从事显微外科的后浪们!

陈山林

2020 年 10 月 7 日

序言二

　　显微外科技术现已是手外科医生必备的一项实用临床技术,无论是处理外伤导致的肢(指)体离断伤、严重肢体毁损伤的保肢手术,还是各种伴有复杂组织缺损的创面修复等,均离不开精湛的显微外科技术。对于骨科医生来讲,如果掌握了显微外科技术,不论是处理伴有血管神经损伤的骨折,还是处理在手术中出现的血管神经意外损伤,都不至于手忙脚乱、束手无策。因此,对于刚进入手外科或骨科专业的年轻医生,何不以悠悠之生,立一技之长?

　　如何搞好显微外科技术的培训及教学,亦是一项很值得研究的课题,而且相关的教程、著作较少。本书主编杨勇教授,不但熟练掌握显微外科技术,具备丰富的临床实战经验,而且近年来一直负责北京积水潭医院显微外科技术培训班的教学工作,结合教学过程中遇到的实际问题,他组织多个学科的临床一线显微外科专家,着眼于如何全面、系统培训显微外科技术,编写了这本教程。本书不但详细介绍了小血管、淋巴及神经显微缝合技术的相关知识,而且对临床工作中提炼出来的常用显微外科手术进行了详细的、图文并茂的介绍。初学者掌握了这些经典的手术技术,即可处理好临床工作中需要显微外科技术修复的大部分病例。本书的另一大特色是答疑解惑篇,经过仔细斟酌提出的相关问题,均是显微外科领域的难点、热点及常见问题。上述问题的解答均来自临床经验丰富的一线医生,答案简洁、准确、重点突出,阅读后犹如醍醐灌顶。此书的出版必将对提高临床显微外科技术培训的效率大有裨益。

王树锋

2020 年 10 月 24 日

前　言

　　显微外科是现代外科技术中重要的组成部分,在创伤和修复重建领域中发挥着极其重要的作用。我国的显微外科事业从 20 世纪 60 年代开始,始终在国际上处于一流水平,享有崇高的声誉。一代又一代的显微外科人通过不断开拓和努力,在基础研究领域和临床上进行了大量的原创性工作。

　　显微外科是一项艰辛的工作,工程量巨大,容不得半点疏忽,每一台显微外科手术都需要临床医护人员付出大量的心血。工作强度大和手术风险高,已经成为显微外科的特征性标签。因此,成为一名合格的显微外科医生并非易事,需要长期艰苦的训练和临床实践。

　　为了培养显微外科人才,我国有多个医疗中心都开办了显微外科技术培训班,北京积水潭医院也是重要的培训中心之一,每年我们培训来自全国各地和国外的学员 100 余人。为了完善和优化教学体验,我们制作了显微外科教学课件、视频,以及教材,每年还通过 10 余次显微外科相关内容的大班授课对学员进行理论培训。2019 年 5 月,中国医师协会显微外科医师分会经过评审,授予我院"显微外科技能培训中心",拟开展显微外科专科培训和医师准入方面的工作。因此,为了进一步提高学员的培训质量和完善专科准入方面的筹备,我们开始进行显微外科技术培训的相关考核。通过考核,我们对进修学员显微外科技能的训练成果有了一个比较客观的认识,同时也发现了一些培训工作中存在的问题和不足,其中缺乏配合显微外科技能培训的教材是学员们反馈的主要问题之一。因此,我们着手开始本书的编写工作。

　　本书共分为三个部分,包括基础知识篇、临床应用篇,以及答疑解惑篇。前两部分通过详尽的理论知识讲解和典型的临床病例展示,并结合近 400 张的图片说明,以便于读者容易理解和掌握相关的知识要点。本书的特色内容是答疑解惑篇,在这部分内容中,我们梳理了庞杂的显微外科知识体系,并将重点的内容制作成题集,通过提出问题和回答问题的方式进行阐述。在题集的编纂工作中,我们邀请了显微外科领域相关多个学科的专家参与,包括北京大学口腔医院口腔颌面外科、中国医学科学院整形外科医院四肢整形再造中心、上海交通大学医学院附属仁济医院生殖中心、北京大学第三医院生殖医学中心、中国人民解放军总医院耳鼻咽喉头颈外科、北京同仁医院眼科中心、北京天坛医院神经外科、北京世纪坛医院淋巴外科等国内多家重点学科的专家。力求在答疑解惑部分,将显微外科各相关专业可能涉及的问题和答案向读者充分展示,希望能够拓宽读者的显微外科知识面,引发读者对显微外科领域中关键环节和问题的进一步思考,此外也有助于学员进行理论考核的准备。鉴于编者的能力所限,文中的不足之处还请各位读者批评指正。希望本书的出版能够为有志于从事显微外科事业的年轻医生提供一些帮助,并为建立和完善显微外科专科医师的培训和准入做好相关的准备工作。

本书的顺利出版需要感谢北京积水潭医院手外科专家团队提供的显微外科理论指导和部分病例资料。感谢各兄弟单位在题集准备工作中给予的大力支持。感谢人民卫生出版社在选题和文章结构中给予的指导和帮助。感谢家人对我的理解和支持。

杨勇

2020 年 10 月　于北京

目 录

第一篇　基础知识篇

第二篇　临床应用篇

第三篇　答疑解惑篇

第一篇　基础知识篇

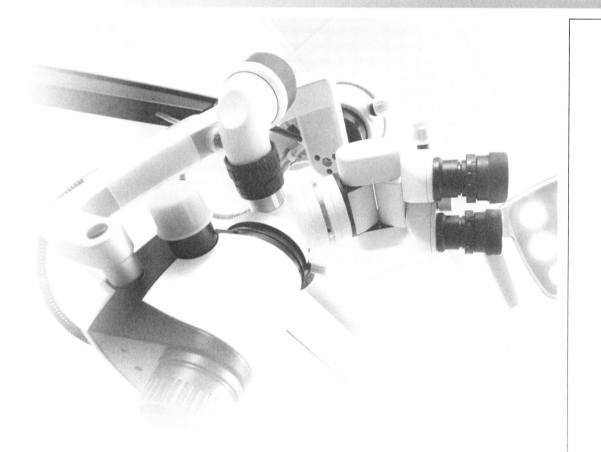

第一章

显微外科的发展简史

1902年,法国血管外科医生Alexis Carrel率先开展了血管吻合的临床实践,并成功地实施了血管吻合。他开创性地在血管吻合领域应用了多项新技术,如血管吻合的三定点法、使用锐利的圆针减轻内膜损伤,以及用晶体液灌洗管腔等。1912年,Alexis Carrel因为在血管吻合方面的杰出贡献获得诺贝尔生理学或医学奖,他的许多理论和实践技术至今仍在应用(图1-1)。

现代显微外科技术的奠基人是美国的Jules Jacobson和Harry Buncke。1960年,Jules Jacobson首先报道了在显微镜下吻合直径1.4mm的细小血管,并提出了"microsurgery""显微外科"的概念(图1-2)。1964年,Harry Buncke成功完成兔耳再植手术,首次完成了直径小于1mm的血管吻合(图1-3)。20世纪60和70年代,显微外科技术得到了迅速的发展。

在断指(肢)再植领域,1962年,Malt和McKhann为一名12岁男孩上臂水平的完全离断进行了成功的再植手术。1963年,陈中伟和钱允庆等成功完成一例右前臂远端水平断肢再植手术。1964年,王澍寰

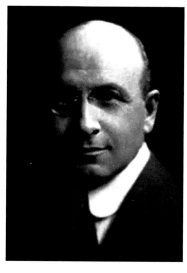 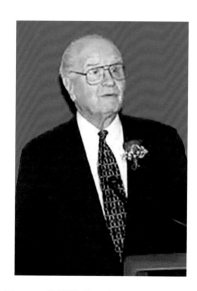

图1-1 法国血管外科医生Alexis Carrel　　图1-2 美国外科医生Jules Jacobson

在兔耳再植的研究基础上，实施了断指再植手术。1968年，Komatsu和Tamai完成了第一例拇指完全离断成功再植的手术。1986年，葛竞等完成了十指离断的成功再植手术。

在再造领域，1966年，杨东岳完成了第一例人体趾-指移植手术，将第二足趾移位重建拇指。1968年，Cobbett成功完成了第一足趾移植重建拇指的显微外科手术。1980年，Morrison应用踇甲皮瓣再造拇指获得成功。

在骨移植领域，1970年，McKee开展了第一例吻合血管的游离复合骨瓣移植，即肋骨和皮肤的复合组织瓣。1974年，Ueba与Fujikawa完成了第一例吻合血管的腓骨移植。1975年，Taylor等报道了带血管蒂腓骨游离移植治疗高能量创伤造成的长段骨缺损病例。1977年，Weiland等利用带血管蒂腓骨游离移植重建骨肿瘤切除后的长段骨缺损。

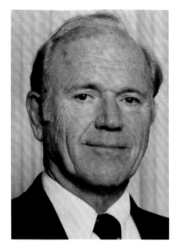

图1-3 美国外科医生 Harry Buncke

在肌肉移植领域，1970年，Tamai等建立了功能性肌肉移植的动物模型。1976年，Harii等采用股薄肌代替面部表情肌，治疗了一例长期面瘫的患者。同年，陈中伟等成功将胸大肌的外侧部移位植至前臂，代替缺血性肌挛缩（Volkmann挛缩）的屈指肌。1978年，Manktelow和McKee报道了两例分别利用股薄肌和胸大肌移植重建屈指功能。

在皮瓣领域，1972年，Harii等成功完成了颞区皮瓣的游离移植。1973年，杨东岳和Daniel等分别成功应用了游离腹股沟皮瓣。1979年，杨果凡首次报道了桡动脉皮瓣。1983年和1984年，Baek和宋业光分别报道了股前外侧皮瓣的临床应用。同期，罗力生和徐达传也从临床和解剖方面对股前外侧皮瓣进行了研究和报道。

在周围神经修复领域，1964年，Smith等在显微镜下开展了神经的束膜缝合。1972年，Millesi首先报道了神经移植术。1970年和1986年，顾玉东分别设计了膈神经移位和健侧颈₇神经移位修复臂丛神经损伤。

目前，显微外科技术的概念是指在显微镜等光学放大设备和特殊设计的手术器械帮助下，对人体精细结构，如血管、神经、淋巴管等，进行各种外科操作的一门现代外科技术。显微外科技术除了在创伤、手外科和整形等领域取得了巨大的发展外，在诸多的其他学科也获得了很多突破，如神经外科、眼科、口腔科、耳鼻喉科、器官移植、生殖医学，以及心脏外科等。随着显微外科基础研究理论和临床实践理念的不断更新和发展，以及显微外科设备及器械的不断改进，显微外科必将在医学领域中发挥更大、更多的作用。

第二章

显 微 镜

第一节　手术显微镜

　　手术显微镜是显微外科手术重要的组成部分,在显微镜光学系统的帮助下,术野得以放大,使医生能够看到裸眼无法分辨的细微结构,进而完成相关的显微操作。手术显微镜的发展有近 100 年的历史。1921 年,挪威的耳鼻喉科医生 Carl-Olof Siggram Nylen,在内耳手术中使用了一款单目 Leitz-Brinell 显微镜。1925 年,德国的妇产科医生 Hans Hinselmann 开始使用立体显微镜,他将一台同轴照明的 Leitz 立体显微镜安装到一个可移动的落地支架上进行相关的妇科检查和操作。此后,随着医生对手术显微镜要求的不断提高,显微镜制造商开始研发专为手术设计的显微镜系统。1953 年,Hans Littmann 设计了第一款专用的手术显微镜,即备受欢迎的 Stemi 1 手术显微镜(Zeiss)。该显微镜已经具备了实际手术显微镜所需的主要功能,包括:多功能移动式落地支架、变倍器、同轴照明以及工作距离等。这款显微镜由 Horst L.Wullstein 医生首次应用于耳鼻喉科手术。

　　目前,显微外科手术中常用的显微镜包括头戴式显微镜和落地式(立式)显微镜。头戴式显微镜可以固定在眼镜或头架装置上,通常的放大倍数范围为 2.5~4.5 倍,工作距离一般为 25~50cm,可根据个人需要进行定制。放大倍数 2.5 倍的视野范围较大,佩戴相对舒适;但对于需要进一步放大的操作,可以选择 4~4.5 倍的头戴式显微镜。工作距离是指物镜距离操作平面的距离,依据医生的习惯、操作时的体位进行选择,通常坐位操作时工作距离较小,站立手术时工作距离较大。为了更清楚地显露视野,可以在眼镜框或头架装置上配备显微镜光源(图 2-1)。

　　对更细微的结构进行操作时,通常需要落地式显微镜(图 2-2)。落地式显微镜结构复杂,放大的倍数范围较大,可以从 4 倍放大至 20~30 倍,甚至更大。早期的落地式显微镜结构简单,主要由物镜、主光学、两套目镜、光源和支架系统构成,术中需要手动调焦和调整镜头的位置,只能通过更换

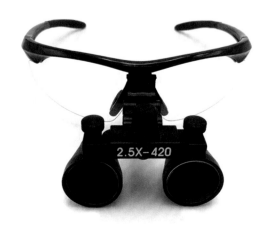

图 2-1　头戴式显微镜

目镜调整放大的倍数。随着技术的进步,显微外科设备更加完善实用,能满足多种需求。术中可以用脚踏、手柄按键、触屏和音控等方式控制显微镜放大倍数、焦距,调整镜头位置;拥有两套以上的目镜系统,可使手术医生、助手以及参观者具有相同的手术视野;氙灯光源能够为术野提供清晰稳定的照明;术中荧光可以更加精确地判断血流动力学和病变范围;3D 数字可视化技术可以将手术医生通过显微镜目镜所看到的内容让每个人均能在屏幕上看到,方便了术中交流,进而提高了手术教学质量。近年来,越来越多的手术显微镜配备了万向架、光纤照明器、机动控制器和计算机辅助导航仪等先进设备。

一、手术显微镜的要求

(一) 基本要求

1. 立体的视觉效果。
2. 良好的光学视野。
3. 一定范围的景深。
4. 舒适可调的照明系统,可以均匀地照亮手术区域。
5. 稳定可移动的支架,带有铰接和平衡悬架。

(二) 附加要求

1. 允许助手和手术医生同时进行观察。
2. 具备摄像和存储功能。
3. 能够兼容多种手术。
4. 整合其他技术的能力(影像工作站、内镜、显微操纵器等)。

二、手术显微镜的基本结构和光学原理

手术显微镜的基本结构包括:光学系统、照明系统、底座系统、支架系统和摄像系统(图 2-3)。其中光学系统是手术显微镜的核心结构(图 2-4)。术野的光线通过物镜进入主光学,再通过分光器分别进入主目镜、助手目镜和影像工作站。

三、手术显微镜的调节

尽管每款手术显微镜的调节方式不同,但手术医生通常需要调节的内容主要包括以下几项:放大倍数、瞳距和屈光、手术视野(术野)、光源亮度、焦距等方面。手术显微镜调节的基本顺序:初步调整放大倍数、调整瞳距和屈光、调整术野、调整光源亮度、确定放大倍数,最后调整焦距。

(一) 放大倍数

落地式显微镜的放大倍数范围很大,根据操作结构的直径确定显微镜的放大倍数。通常吻合直径2~3mm 的管腔,如腕部尺动脉和桡动脉,建议放大 4~6

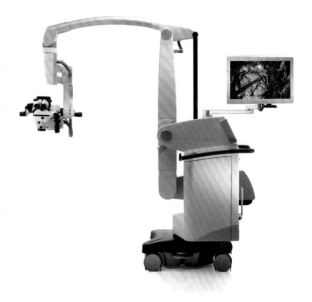

图 2-2 落地式显微镜

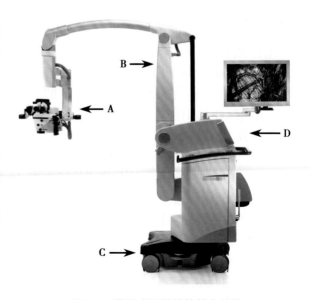

图 2-3 落地式显微镜的基本结构

箭头 A 所示为光学系统,B 为支架系统,C 为底座系统,D 为影像工作站

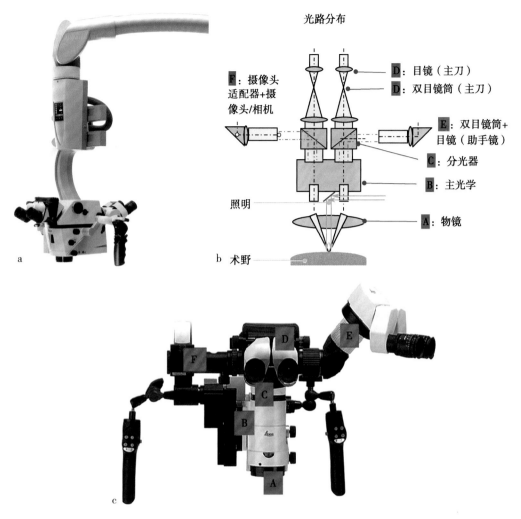

图 2-4 光学系统的基本结构和光学原理

a. 显微镜的光学系统;b. 显微镜的光路分布示意图;c. 光学系统的构成;A 为物镜,B 为主光学,C 为分
光器,D 为主目镜,E 为助手目镜,F 为摄像头接口

倍;吻合直径 1~2mm 的管腔,如指掌侧总动脉,建议放大 8~16 倍;吻合直径小于 1mm 的管腔,可以放大
至 16 倍以上。其中,10 倍放大倍数在日常工作中最为常用。操作开始前,根据经验初步调整放大倍数,
在术野和光源亮度等调节完毕后,最终确定适合的放大倍数。放大倍数多采用旋钮或多功能调节手柄进
行调节(图 2-5)。

(二)瞳距和屈光

瞳距是指两眼瞳孔中心之间的距离,多数人的瞳距在 58~64mm 之间。新型的手术显微镜都有瞳距
的标尺,可以按照自己的瞳距提前进行调整。佩戴眼镜操作手术显微镜不便,且容易损伤目镜。因此,操
作者若存在屈光不正,摘去眼镜后,可以根据屈光不正的度数对位于目镜的屈光调节旋钮进行调整。按
照远视或近视,分为"+"或"−",每 100° 对应 1 个刻度(图 2-6)。

(三)手术视野

手术视野简称术野,是指手术显微镜下所能看到的范围,镜下的手术视野有限,术野通常是和放大倍
数呈反比,即术野越大,放大倍数越小;术野越小,则放大倍数越大。调整好放大倍数、瞳距和目镜之后,
可以将手术视野移至操作区域。

(四)光源亮度

手术显微镜使用的光源中,主灯多采用氙气灯光源,备用光源采用卤素灯等。由于镜下操作时间较
长,建议不要使用过强光线,以免造成视觉疲劳和眼部疾患。

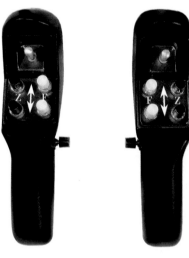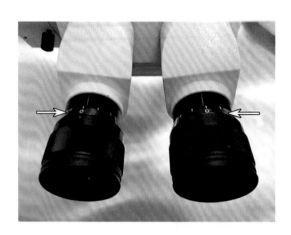

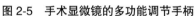

图 2-5　手术显微镜的多功能调节手柄　　　　图 2-6　位于目镜的屈光调节旋钮

(五) 焦距

焦距的调节首先进行粗调,这个步骤通常在调整手术视野时同期手动进行,即能够比较清楚地看到术野。此后利用脚踏或手柄上的按键进一步进行电动连续调焦,直至术野清晰可见(图 2-5)。

一般情况下,助手和手术参观者均在术者将显微镜位置固定并调节好之后,再分别进行助手目镜的调整,主要调整瞳距和目镜的角度。当助手的目镜视野不清晰时,有可能是显微镜(物镜)倾斜,术者和助手的目镜不在一个平面上造成的,需要术者进行调整。

景深是指在调焦完成后,焦点平面上下的范围内所呈现清晰图像的距离,这一距离范围,即为景深。手术显微镜的景深有所差异,景深范围大的显微镜,对术者操作动作的约束较小;而景深范围小的显微镜,要求镜下操作在同一平面进行,否则离开焦点平面,则出现视物不清晰。

手术显微镜在使用时要特别注意无菌操作。目前,多数显微镜都备有无菌的显微镜镜套或无菌旋钮,便于术者在术中对显微镜进行调整。

四、操作者体位

由于镜下操作时间长,因此显微镜的调整也需要尽可能使操作者保持舒适的体位。镜下操作时,可以通过调整患者体位、操作台及椅子的位置等,以确保操作者合适的体位。

对于保持长时间坐姿的操作者来说,最舒适的姿势是将脚平放于地面上,膝关节及髋关节置于大致90°角。椅子的高度取决于操作者的习惯,操作者肘关节处于接近90°时是最佳操作高度,此时前臂和手获得的良好支撑,可以最大程度减小疲劳和肢体震颤。

第二节　实验室培训显微镜

实验室培训常用显微镜包括体式显微镜和落地式显微镜,通常放大倍数设置为10倍,根据实验室条件、训练内容和所用动物不同,可以选择不同类型的显微镜。

一、体式显微镜

该型价格低,对空间要求不高,摆放于桌面上,便于开展显微外科培训。体式显微镜通常由物镜、电源、主光学、目镜,以及底座和支架构成。调节部位包括光源亮度、瞳距、粗调焦,以及位于目镜的精细调焦。调焦时,用单眼(左眼)观察左侧目镜,首先用粗调焦旋钮,调节至术野清晰。然后,右眼观察右侧目镜,如果视物不清,调节右侧目镜的精细调焦旋钮,直至视物清晰(图 2-7)。

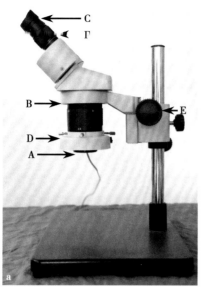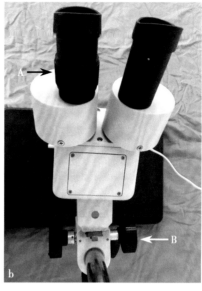

图 2-7 体式显微镜

a. 体式显微镜的基本结构:A 为物镜,B 为主光学,C 为目镜,D 为光源,E 为粗调焦旋钮,F 为位于右侧目镜的细调焦旋钮;b. 体式显微镜的调焦装置:A 为精细调焦螺旋,B 为粗调焦螺旋

二、落地式显微镜

落地式显微镜占据空间相对较大,但相对成像效果更好,并且具备助手目镜,便于两人操作和操作指导。落地式显微镜的结构和调节方式与手术显微镜相同(图 2-8)。

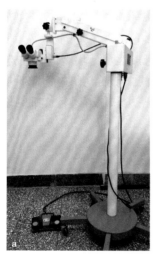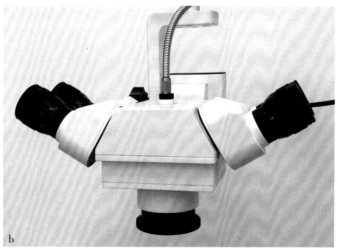

图 2-8 落地式实验室显微镜

a. 落地式显微镜外观;b. 落地式显微镜光学系统

第三章

显微外科器械及缝线

第一节　显微外科器械

显微外科器械是指进行显微外科操作的各种手术器械。显微外科器械设计精巧,结构特殊。常用的显微外科器械包括显微镊子、显微剪刀、显微持针器、血管夹、冲洗针头等。显微外科器械的基本特点包括具备精细的尖端,便于进行组织分离、夹持、修剪和缝合;操控灵活舒适,容易闭合,以避免手部肌肉疲劳;器械表面无反光,减少镜下操作的干扰等。一套显微外科器械的最基本配置应当包括:三把显微镊子、一把显微剪刀、一把显微持针器,以及两个血管夹和一个冲洗针头(图 3-1)。

目前显微外科器械的材质多为不锈钢或钛合金,后者质量更轻,可以根据使用者的习惯选择。显微外科器械,如显微镊子、显微剪刀、显微持针器,长度通常为 14~18cm,其中 16cm 长的显微外科器械可以舒适地放置于虎口部位,最为常用。下文将对各种显微外科器械结构、使用和保养进行详细的说明。

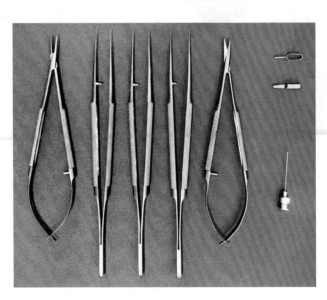

图 3-1　一套显微外科器械的基本配置

一、常用显微外科器械

(一) 显微镊子

显微镊子(图 3-2)是最常用的显微外科器械之一,用于提取、分离细微组织和夹提缝线等。显微镊子尖端尖而不锐,边缘无棱角,对合好,能牢固地夹持组织和缝线。显微镊子尖端形状为直型或弧形,均无磁性,其中直型较为常用。常用的显微镊子尖端直径分别为 0.15mm 和 0.3mm,对于 1mm 左右或小于 1mm 直径的血管,多采用 0.15mm 尖端,较大血管直径适合 0.3mm 尖端。显微镊子多采用弹簧式把柄,操作轻便、灵活。显微镊子的尖端纤细,精密对合后,可以牢固地夹持组织和缝线。因此,尖端部位要特别注意保护,术中使用时避免用力过大,伤及显微镊子尖端。

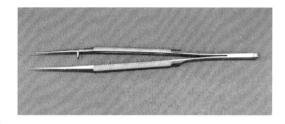

图 3-2 显微镊子

显微镊子在术中主要用于:①夹提和分离细微组织。例如游离血管或神经时,夹持外周的疏松结缔组织和外膜;冲洗管腔时,摘除管腔中的微小血栓等。②扩张血管管腔。对于管径细小的血管,可以用显微镊子伸入管腔,进行轻柔的扩张。③管腔内部或外部支撑提供张力。进针时,将显微镊子尖端伸入管腔,轻轻向上垫起管壁,便于进针;出针时,显微镊子推挤出针处管壁,便于出针。④夹持缝线和血管夹等。

(二) 显微剪刀

显微剪刀(图 3-3)又称显微手术剪,是在显微外科手术中用于分离和剪切的手术器械。显微剪刀纤细轻巧、结构简单、无磁性。显微剪刀由两个对称的剪体构成,并通过销轴交叉连接。显微剪刀按头端形状分为直型和弧形,弧形剪刀用于分离组织,游离血管、神经;直型剪刀多用于剪线或修平血管和神经断端。显微剪刀均采用弹簧启闭装置,弹簧松紧适当。弹簧太紧,张力过大,使用时易造成手部肌肉疲劳;弹簧过松,张力过小,持握时容易起脱落,可能造成组织损伤。

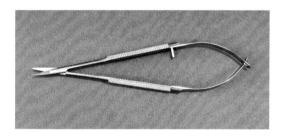

图 3-3 显微剪刀

显微剪刀在术中主要用于:①分离血管、神经、淋巴管。②修剪血管外膜和管壁外疏松结缔组织。③修剪血管和神经的断端。④6-0~12-0 缝线的剪线工具。

(三) 显微持针器

显微持针器(图 3-4)是显微外科手术中夹持显微缝针的手术器械。根据显微持针器尖端的形状,可以分为直型和弧形。根据夹持显微缝针的方式可以分为锁扣式持针器和弹簧式持针器。一般最常用的是弹簧式持针器。除了夹持显微缝针外,显微持针器还可用于打结时夹持缝线;对于管径较粗的血管,显微持针器还可协助扩张吻合口。

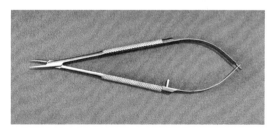

图 3-4 显微持针器

(四) 血管夹

血管夹(图 3-5)是血管吻合过程中,临时阻断血管内血流的装置。血管夹的选择需要根据血管的类别和直径来确定。血管夹的作用是在不损伤血管壁的情况下,完全阻断血管内血流,因此选择合适的血管夹非常重要。血管夹分为静脉血管夹和动脉血管夹,静脉血管夹的尖端

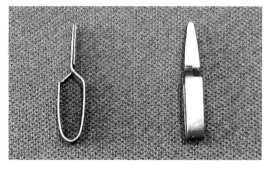

图 3-5 血管夹

宽平,动脉血管夹的尖端细小。由于静脉壁相对较薄,因而静脉血管夹的闭合压力较小,而动脉血管夹则需要稍大的闭合压力。直径 1mm 以内的血管,选择 20~30 号血管夹;直径 1.0~1.9mm 的血管,选择 30~50 号血管夹,直径 2.0~4.0mm 的血管,选择 70~90 号血管夹。

带连接杆的双血管夹设计有助于血管在吻合之前达到血管断端无张力对合,但是对操作空间和体位有一定的要求,操作空间狭小或体位不便均无法放置双血管夹。因而,这种带连接杆的双血管夹比较适合初学者练习或单人操作。

(五) 冲洗针头

血管吻合时,需要用肝素盐水冲洗术野和血管管腔,以保持术野的清晰和管腔的良好暴露。目前常用的冲洗针头包括尖端圆钝的金属针头和相对质软的留置针针头(图 3-6)。术中可以根据管腔的直径选择不同型号的冲洗针头。在使用冲洗针头冲洗管腔时,注意不要伤及血管内膜。

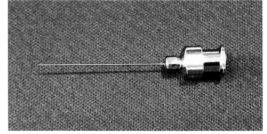

图 3-6 冲洗针头

二、显微外科器械的正确使用

(一) 显微镊子

显微镊子用于术中夹持组织和缝线,其尖端 2~3mm 是发挥夹持作用的主要部位。显微镊子尖端的直径细小,因此夹持时操作者使用的力度非常关键。力量太小,无法牢固夹持组织和缝线;而力量太大,则很容易使显微镊子的尖端变形,造成器械的损伤。初学者容易出现的错误包括两个方面:首先,夹持的部位不正确。例如在夹持缝线时,初学者喜欢用相对宽大的尖端近端部分夹持缝线,而非显微镊子的尖端,这样既不容易控制夹持的力度,还会由于镊子尖端暴露过长,干扰后续操作;其次,夹持的力度过大。显微镊子的尖端纤细,精密对合后,才可以牢固地夹持组织和缝线。初学者为了能够牢固夹持,容易使用较大的力量,这样容易损伤显微镊子的尖端部位,造成尖端无法精确对合,导致不能牢固夹持。正确使用显微镊子的方法应当是用镊子的尖端部位进行夹持操作,力度为刚刚能够稳定夹持或略大一些的力量即可。在扩张血管吻合口时,镊子尖端轻柔张开,注意不要伤及血管内膜。

(二) 显微剪刀

显微剪刀用于术中分离组织,游离血管、神经,以及修剪血管和神经断端等。显微剪刀进行组织游离时,可以先利用剪刀尖部的开合进行钝性分离,显露清楚后再用剪刀刃部进行修剪。修剪过程中,建议每次剪切的幅度和范围较小,但动作的频率相对较快。每次剪切的幅度和范围小,可以有效避免损伤重要结构;而通过增加动作的频率,可以保证操作的时间不会过于冗长。显微剪刀的尖部和刃部是主要的工作部位,需要重点保护。尖部避免磕碰,刃部避免剪切硬韧组织,如大于 6-0 的缝线和皮肤等组织结构。

(三) 显微持针器

显微持针器主要用于夹持显微缝针,以及打结时夹持缝线。显微持针器在夹持显微缝针时,一般夹持缝针的中后 1/3 处。

(四) 血管夹

初学者在使用血管夹的过程中主要存在两方面的问题,即血管夹的选择和血管夹的夹/捏持。为了更好地阻断血流,初学者常常选择压力较大的血管夹,但压力过大和长时间的夹持,容易造成血管壁损伤。建议选择能够完全阻断血流,并且能稳定夹持血管,但压力相对最小的血管夹。关于如何正确夹/捏持血管夹,初学者多数喜欢用拇示指捏持及张开/闭合血管夹,还有一些喜欢用显微镊子夹持血管夹。建议术野开阔时,可以用手指捏持血管夹;术野狭小或体位不适时,可以用蚊式钳进行血管夹的夹持。有时血管管径较大,血管夹需要张开很大,这种情况下容易损伤血管夹,导致以后无法正常使用。如果血管直径较大,可以更换型号更大的血管夹。

(五) 冲洗针头

血管吻合时,需要用肝素盐水冲洗术野和血管管腔,以保持术野的清晰和管腔的良好暴露。目前常用的冲洗针头包括尖端圆钝的金属针头和相对质软的留置针针头。术中可以根据管腔的直径选择不同型号的冲洗针头。在使用冲洗针头冲洗管腔时，尽量不要将针头深入管腔；必须进入时，注意动作轻柔，不要伤及血管内膜。

三、显微外科器械的保养

（一）术中保护

1. 手术台上，显微外科器械与普通器械分开放置，不可将显微剪刀或显微镊子等尖锐的部分撞击其他器械。

2. 显微外科器械放置于稳定安全的地方，以免不慎坠落或磕碰。

3. 不可用显微剪刀和显微镊子剪切、夹持体积较大或质地较硬的组织。

4. 及时擦洗显微外科器械上的血迹，以免附着杂物，影响使用和污染显微镜下术野。

（二）日常维护

1. 清洗　显微外科器械精细的尖部（图 3-7）不能与其他普通器械同时清洗。显微外科器械在清洗时应充分张开，保证器械各关节处都能够显露并清洗。手工清洗后，可以进一步用超声清洗。清洗后的显微外科器械进行目测检查，若发现存在损坏和功能障碍，应当进行维修或更换。

2. 保养　清洗后，器械完全擦干，涂抹水溶性的油质。

3. 包装　显微剪刀、显微镊子的尖端需要套上胶管保护，胶管需松紧适宜。过紧会造成显微外科器械丧失弹性，过松则导致显微外科器械的尖端外露，容易损伤。依次排列整齐放入专用的带有硅胶垫的器械盒内（图 3-8）。

4. 消毒　对于耐高温的显微外科器械，首选高温、高压消毒。对于不耐受高温的显微外科器械，可以选择环氧乙烷或过氧化氢消毒。

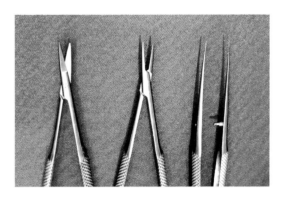

图 3-7　显微外科器械精细的尖部

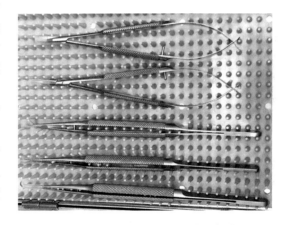

图 3-8　显微外科器械的保护和存放

胶管保护显微外科器械精细的尖部，整齐地放置于铺设硅胶垫的器械盒中

第二节　显微外科缝线

显微外科缝线均为无创伤缝线，缝线的编号从 6-0 开始，至 12-0。常用的缝线型号为 7-0 至 11-0。显微外科缝线的基本特点包括：缝线表面光滑、抗张强度好、不可吸收、惰性强。显微外科缝线多为尼龙线和聚丙烯线，尼龙线更为光滑，而聚丙烯线组织反应小。显微外科缝针基本特点包括：穿刺力强、硬度和强度高、韧性好、针线比小、可视度高，以及夹持稳定性好。显微外科缝针均为弧形，常采用 3/8 弧。

显微外科手术中，普理灵缝线（PROLENE，聚丙烯不可吸收缝线）应用较多。本节以普理灵缝线为例介绍显微外科缝线的主要特点。该缝线采用聚丙烯材料，缝线表面进行了润滑工艺处理。缝线材料为不可吸收材料，为吻合口提供永久支撑；缝线表面为惰性很强的材料，减轻了组织反应；缝线具备良好的延展性，打结后缝线扁平，线结牢固；缝线表面非常光滑，可以确保顺滑地穿过组织，对组织的损伤很小，此外，光滑的表面还能够减少细菌的附着（图 3-9）。

除缝线外，显微外科缝线另一个重要的构成部分是缝针。缝针主要的指标包括：穿刺力、硬度、强度、

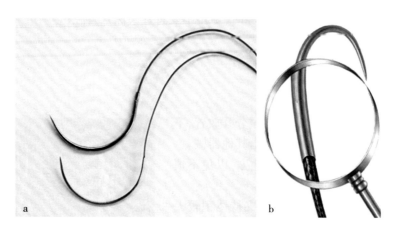

图 3-9 显微外科缝线

a. 聚丙烯材质的显微缝线;b. 光滑的缝线表面

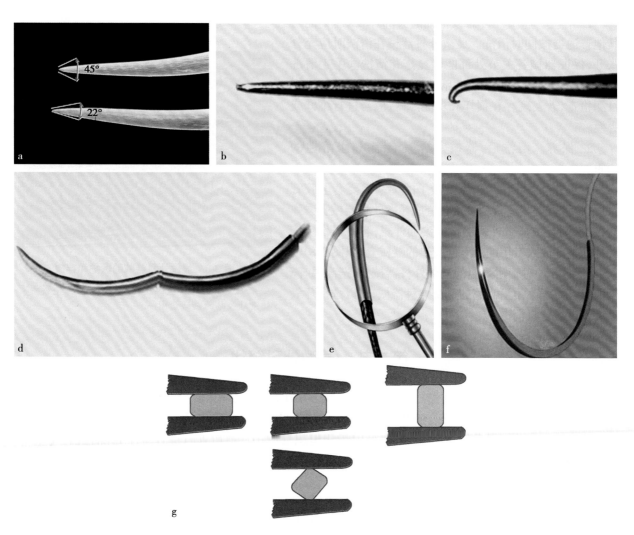

图 3-10 显微外科缝针

a. 尖锐的针尖设计,保障了优良的穿刺力;b~d. 缝针良好的硬度和强度能够避免发生针尖折弯和针体断裂;e. 接近 1 : 1 的针线比;f. 灰黑色的缝针提高了可视度;g. 圆角矩形针体,便于多角度夹持显微缝针

韧度、针线比、可视度和夹持稳定性(图 3-10)。缝针的穿刺力主要与针尖形状设计、缝针涂层工艺、缝针直径和缝针的材质有关,良好的穿刺力有助于减轻血管内膜损伤。缝针的硬度和强度与针体形状设计、缝针直径和缝针的材质有关,良好的硬度和强度有助于保障缝针的穿刺力和精准的控制出针点,并且不易发生针体形变。目前采用的钨铼合金强度更大,逐步替代缝针的不锈钢材质。缝针的韧度与缝针直径和缝针材质有关,良好的韧度能够保证缝针发生形变后不会轻易发生断裂。缝针的针线比与针线结合工艺和缝针直径有关,缝针直径接近缝线直径不但能够减轻组织损伤,还能利用缝线封堵针孔,减少血管壁针孔部位的渗漏。缝针的术中可视度与缝针涂层工艺和缝针的材质有关,增加缝针的术中可视度可以有效减轻术者的视觉疲劳,例如灰黑色的针体在术中更容易被发现。缝针的夹持稳定性主要与针体的形状设计有关,目前的针体形状已经由传统的圆形或正方形,改进为圆角矩形,保证了多角度稳定的夹持,便于在操作困难的条件下对缝针进行牢固的控制。

第四章

显微镜下操作的特点和要点

手术显微镜放大了手术视野,并且使用专业的显微外科器械,因而在镜下操作有别于常规的手术操作。在进行显微外科训练前,需要了解显微镜下操作的特点,这样有助于更好地掌握镜下操作的要点。

一、显微镜下操作的特点

1. 显微镜下视野内的组织结构放大,便于进行肉眼下无法完成的精细操作。
2. 显微镜下视野缩小,操作的空间和范围有限。
3. 显微镜的景深有限,物体的上下移动可以造成术野的不清晰。
4. 由于放大效应,轻微的动作不稳定,在镜下均会非常明显,影响手术操作。
5. 分别在肉眼和镜下操作时,视力的调整需要适应。

二、显微镜下操作的要点

1. 动作轻柔稳定　镜下操作时,动作要轻柔、稳健、幅度小,所有动作均在视野内进行,避免造成重要组织损伤。

2. 同一平面操作　镜下进行组织分离、剪切、缝合、打结、剪线等动作时,注意均在一个平面上进行,避免上下移动而导致的视物模糊。

3. 显微外科器械规律摆放　进行镜下操作和更换显微外科器械时,眼睛不要离开目镜。通常可以将显微镊子放置于左侧,而显微持针器和显微剪刀放在右侧,便于镜下操作时掌取器械。

4. 保持舒适体位　镜下操作时,将前臂、腕、手舒适地放置于手术台面上,或者在前臂和手部下方放置无菌单,避免长时间操作后肌肉疲劳引起的手部抖动。

5. 双手配合操作　血管、神经等结构容易损伤,并且镜下的操作空间有限,因此需要双手进行密切的配合。例如血管锐性分离时,一只手用显微镊子牵开血管保持张力,另一只手用显微剪刀锐性剪切分离。管壁进针时,一只手用显微镊子保持管壁张力,另一只手进针。

第五章

血 管 吻 合

　　1902 年，法国血管外科医生 Alexis Carrel 开创性地完成了血管吻合，并因此获得了 1912 年诺贝尔生理学或医学奖。1960 年，美国佛蒙特大学的 Jules Jacobson 第一次在显微镜下完成了直径小于 2mm 的血管吻合。1962 年，Malt 和 McKhann 为一名 12 岁男孩上臂水平的完全离断进行了成功的再植手术。1966 年，Buncke 和 Schulz 报道了成功的兔耳再植术，首次完成了 1mm 左右的血管吻合。我国学者在 20 世纪 60 年代，也开始了血管吻合的临床和实验研究，并做出了许多重大的贡献。1963 年，陈中伟和钱允庆等完成了一例右前臂远端水平的断肢成功再植病例。1964 年，王澍寰在兔耳再植的研究基础上，实施了断指再植手术。1966 年，杨东岳完成了第一例人体趾 - 指移植，将第二足趾移位重建拇指。经过了 20 世纪 60 年代和 70 年代的迅猛发展，血管吻合技术逐渐成熟和普及。

　　Acland 等诸多学者对显微外科专用器械进行了很多精心的设计，包括尖端精细的显微镊子、锋利的显微外科剪刀、微型血管扩张器和微型血管钳等，将显微外科从实验室推向临床实践。目前，显微外科器械和手术显微镜设备的不断进步继续推动着显微外科领域的创新和发展。

　　近年来，吻合器在临床的应用逐渐增多，吻合器的使用缩短了血管吻合的时间，并且降低了血管吻合操作的难度，有部分替代传统吻合方法的趋势（图 5-1）。但目前吻合器主要应用于血管管径相对匹配的端端吻合，还无法替代管径差异较大的端端吻合，以及端侧吻合。除血管吻合器外，还有学者进行了生物可吸收支架和生物黏合胶的相关研究。此外，机器人也有在显微外科实验模型中成功应用的报道。

　　尽管不断有新技术应用于血管吻合，然而传统的手工吻合方法仍然是血管吻合的"金标准"。进行血管的吻合之前，需要掌握血管的解剖，血管吻合的应用范围，吻合前准备工作，血管吻合的基本步骤、基本方法、术后的常规处理，以及发生血管危象后的处理原则等。

一、血管的结构解剖

　　显微外科吻合的血管直径大约为 0.2~3mm，动脉和静脉均由内膜、中膜和外膜组成（图 5-2）。动脉的中膜中环形平滑肌较多，因此管壁相对较厚，弹性更好。四肢的静脉内膜皱襞形成静脉瓣，以防止血液逆流，促进静脉血向心回流。血管吻合时，需避开静脉瓣的位置进行操作。此外，血管移植修复动脉时，需要将移植的静脉倒置，避免静脉瓣阻挡血流。

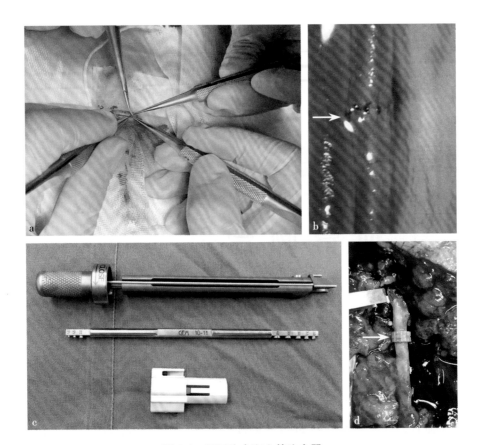

图 5-1 手工吻合和血管吻合器

a、b. 手工吻合血管,箭头所示为吻合端;c、d. 吻合器吻合血管,箭头所示为吻合端

（一）内膜层

内膜层很薄,由内皮细胞层、内皮下层和内弹性膜构成。内皮细胞层由单层的扁平上皮细胞构成,位于血管壁内层的表面,直接接触血管腔内的血液。内皮细胞层不但是血管壁内表面的机械屏障,同时还是重要的代谢和内分泌组织。内皮下层是位于内皮细胞层深面的薄层疏松结缔组织,主要由胶原纤维和成纤维细胞构成。该层中的胶原纤维是血小板凝集重要的激活物质,因此,血管吻合过程中,需保护内皮细胞层,避免暴露内皮下层中的胶原纤维,预防血栓形成。内弹性膜为一薄层的弹力纤维,主要功能是维持血管弹性。

（二）中膜层

中膜层是动脉中最厚的一层,包括 20~40 层环形排列的平滑肌。平滑肌细胞之间分布弹性纤维、胶原纤维和成纤维细胞。静脉的中膜层中平滑肌较少,因而管壁相对较薄。

图 5-2 血管的解剖

动脉和静脉的主要层次和结构

静脉瓣
内膜层
内皮细胞
内皮下层
内弹性膜
中膜层
外弹性膜
外膜层

动脉　　　静脉

（三）外膜层

外膜层主要由结缔组织构成,其中胶原纤维和弹性纤维呈纵行排列。弹性纤维在接近中膜层密集形成外弹性膜,是中膜层和外膜层的分界。因此,外膜层是维持血管形态的重要结构,位于致密的外弹性膜外层的血管外膜中,包含血管壁的营养血管、淋巴管,以及调节血管张力的神经纤维。因此,在血管外膜的修剪过程中,不要范围过大、层次过深地修剪血管外膜。修剪范围以血管外膜不干扰血管吻合为原则,修剪层次不要超越外弹性膜层。

二、血管吻合的应用范围

血管吻合的应用范围广泛,包括血管损伤、血管病变、器官移植、游离组织瓣移植(皮瓣、筋膜瓣、肌瓣、骨瓣)、断指(肢)再植、器官再造、功能重建等诸多外科领域。

三、血管吻合前的准备工作

(一) 检查显微外科器械

检查有无损坏的显微外科器械,尤其是显微剪刀和显微镊子的尖部有无缺损或折弯,若损坏需及时更换。检查血管夹能否完全夹闭、对合是否良好、夹持力度是否适当等。

(二) 手术显微镜的准备

检查手术显微镜的镜头、光源,以及调节系统是否正常。确定显微镜的摆放位置。可以按照个人习惯调整显微镜的瞳距,估计血管吻合口的直径,初步设定放大倍数。

(三) 配制冲洗用肝素盐水

通常我们使用肝素 1 支(12 500 单位)与 250ml 生理盐水混合。

(四) 显微缝线的准备

血管直径 2~3mm 时,准备 8-0 和 9-0 的显微缝线;血管直径 1~2mm 时,准备 9-0 和 10-0 的显微缝线;血管直径小于 1mm 时,需要准备 11-0 和 12-0 的显微缝线。

(五) 术者舒适的体位

由于显微外科手术时间长,并且显微镜下操作时需要很好的稳定性,因此术中上肢应当摆放在相对舒适的体位。尤其是肘部、腕部和手掌尺侧,最好在其下方放置柔软的无菌单。显微外科器械放置于容易拿取的位置,显微镜的摆放及控制装置应便于术者术中进行调整。

(六) 术野的准备

显微镜下血管吻合时,最理想的血管操作位置是在浅层,应尽量避免深部操作。利用缝线或自动牵开器牵开皮肤边缘和肌肉组织,充分显露血管吻合口,便于进行镜下操作。术野清晰是镜下操作的前提,血管操作前务必彻底止血。对于创面的广泛渗血,建议充分止血后,用盐水纱布进行创面引流,肝素盐水不断冲洗血管的吻合部位,以保证术野的清晰。也可以放置彩色的"背景"材料,便于清晰地显露术野。

四、血管吻合的基本步骤

血管吻合的基本步骤包括游离血管、修剪血管断端、调整血管吻合口张力、修剪血管外膜、冲洗管腔和扩张吻合口、吻合血管,以及检查吻合质量(图 5-3)。

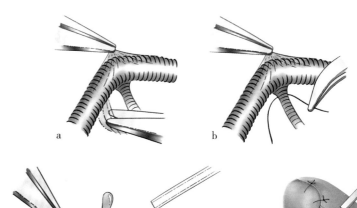

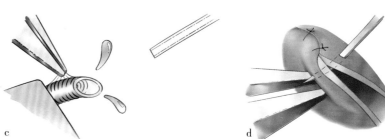

图 5-3　血管吻合的基本步骤
a. 锐性游离血管;b. 结扎并切断血管分支;c. 修剪血管吻合口,扩张并冲洗管腔;d. 吻合血管

（一）游离血管

显微剪刀锐性分离血管周围组织，切断并用显微缝线结扎细小的血管分支。血管游离时，助手用显微镊子夹持血管外膜和周围软组织，保持一定的张力，使术者用显微剪刀进行锐性剪切分离。血管游离的距离应当根据血管的直径和血管吻合口的张力来决定。血管吻合口张力不高的情况下，直径2~3mm以下血管，两端游离0.5~1cm；直径2~3mm以上血管，两端游离1~2cm。

（二）修剪血管断端

用显微剪刀剪除少量血管断端边缘，直至正常结构。判断是否切取至正常的血管断端非常关键，是血管成功吻合的基础和前提。正常的血管管壁柔韧、有弹性、无水肿、不分层，管腔内壁呈乳白色或淡粉色，腔内无异常结构，无透明或红色血栓，无絮状结构。正常的动脉近端搏动性射血，喷射有力。正常的静脉近端会有静脉血涌出。

（三）调整血管吻合口张力

血管吻合时，血管吻合口张力要调整适中。吻合口张力过高，镜下吻合困难，容易造成管壁损伤，并且术后易出现血栓；吻合口张力过低，血管易发生迂曲，造成局部的血流动力学异常而导致血管危象。最佳的血管吻合口张力应当是在血管吻合口对合时，血管无迂曲，并且张力很小。吻合口张力过大时，需要进行血管移植；血管迂曲时，可以修剪血管至合适的长度。

（四）修剪血管外膜

血管吻合口周围的血管外膜和疏松结缔组织需要进行修剪。修剪的范围以血管外膜和疏松结缔组织不进入血管腔、不干扰血管吻合为宜。修剪时，可以将血管外膜拉出吻合口，平吻合口水平进行外膜修剪，或根据需要范围，用显微镊子提起外膜进行修剪。注意修剪时不要范围过大和层次过深。修剪范围以血管外膜不干扰血管吻合为原则，常规为0.5~1cm；修剪层次不要超越白色质韧的外弹性膜，避免损伤中膜肌层。

（五）冲洗管腔和扩张吻合口

血管外膜修剪后，用肝素盐水反复冲洗血管腔，将管腔中的异物、血凝块和不稳定血栓等冲洗干净。若血管吻合口痉挛明显，可以用显微镊子或显微持针器，对血管吻合口进行轻柔的机械性扩张。

（六）吻合血管

上述吻合前工作准备完毕后，可以开始吻合血管。常用的血管吻合方法为端端吻合和端侧吻合。吻合血管的具体动作包括：进针、出针、抽线和打结（图5-4）。此外，一些常见的不正确操作，我们也在图5-5中进行了总结。

1. 进针　进针方向与血管壁垂直或接近垂直（70°~90°）。进针边距，即进针点距离血管缘的距离，通常为血管厚度的2倍。进针时，将显微镊子尖端置入管腔内，轻轻地垫起进针部位，给予适当的张力，便于进针。由于进针和出针的动作幅度很小，拇、示、中指旋转显微持针器的动作类似于捻搓。

2. 出针　出针的方向和边距要求同进针。出针时，需要用显微镊子在出针部位轻轻按压管壁，一方面固定血管，另一方面给予一定张力，便于出针。

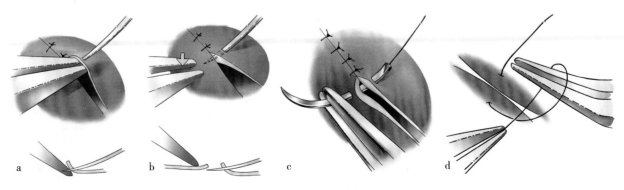

图5-4　吻合血管的基本动作

a. 进针；b. 出针；c. 抽线；d. 打结

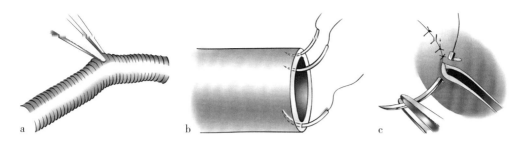

图 5-5 吻合血管操作中常见的不正确动作

a. 过多地夹持血管管壁,损伤内膜;b. 显微缝针通过断端时过浅或过深,不能缝合管壁全层或缝至对
侧管壁;c. 出针和抽线时,动作粗暴,缝针或缝线切割损伤血管壁

3. 抽线 出针后,顺着显微缝针的弧度将显微缝针抽出管壁,牵拉缝针,留置少许线尾。

4. 打结 血管吻合时,第一个线结通常为双结,以防止线结松动。在第一个线结抽紧前,将缝线轻轻提起,同时助手可以用显微镊子帮助对合吻合口,并保持血管吻合口外翻。抽紧后完成第一个线结,之后再打第二和第三个线结。

5. 剪线 剪线时线尾长度略短于针距,避免影响邻近的缝合操作。

6. 针距 针距是相邻两针之间的距离,通常针距要求为边距的 2 倍。针距过密,会增加操作时间;针距过大,容易发生吻合口漏血。

(七) 检查血管吻合质量

血管吻合口通畅的检查方法包括外观检查、抬举试验和勒血试验(图 5-6)。

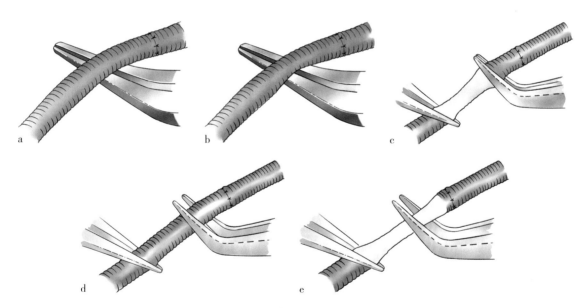

图 5-6 抬举试验和勒血试验

a. 抬举试验,吻合口畅通;b. 抬举试验时,管壁变形明显,吻合口通血不畅;c. 勒血试验排空管腔;d. 松开靠近吻合
口的显微镊子,血管快速充盈,表明吻合口通畅;e. 血管充盈缓慢或无明显充盈,表明吻合口不通畅

1. 外观检查 成功的吻合口外观饱满,呈圆柱状,无局部凹陷,无漏血。若出现明显的凹陷,多数情况下为吻合时缝至对侧管壁。此时,需要找到并剪除该线结,并进行重新吻合。出现明显漏血的部位,说明针距过大,需要加针。

2. 抬举试验 在吻合口远端,用显微镊子将血管轻轻抬起,若吻合通畅,则血管仅出现轻度的变形;若吻合口通血不畅,则管腔内血液充盈少,管壁压力低,抬举血管时,会出现明显的变形。

3. 勒血试验 在吻合口远端,用两个显微镊子夹闭管腔。位于远端的镊子向远端滑动 0.5~1cm,将该段的管腔排空。然后松开近端的显微镊子,若将该段管腔迅速充盈,则表明吻合口通畅,否则表明吻合口通血不畅。

勒血试验较抬举试验更为可靠。若检查发现通血不畅,需要及时查找原因,并做相应的处理。

五、血管吻合的基本方法

血管吻合的常用方法包括端端吻合和端侧吻合,当血管长度不够时,还需要进行血管移植。本部分将详细介绍这三种吻合方法。

(一) 端端吻合

端端吻合是指血管断端与断端之间直接进行吻合的操作,是最常用的血管吻合方式,也是初学者务必要掌握的基础血管吻合方法。通常情况下,端端吻合适合直径匹配的血管,然而在实际临床工作中,血管吻合端直径比为 1∶2 甚至 1∶2.5 都可以采用端端吻合。但这种情况下,对术者操作技术要求更高,要求血管壁外翻,针距均匀,才能够吻合成功。

端端吻合最常采用的是两定点法。首先缝合相距 180° 的两点位置,然后完成管壁一侧的缝合;吻合口翻转 180°,再缝合管壁的另外一侧。具体的缝合顺序如下(图 5-7):

1. 缝合位于 9 点位置的第一针;

2. 缝合位于 3 点位置的第二针;

3. 缝合位于 0 点位置的第三针;

4. 根据血管直径,在 0 点与 3 点之间,9 点至 0 点之间加针,完成管壁一侧的缝合;

5. 缝合位于 6 点位置的对侧管壁;

6. 根据血管直径,在 6 点与 3 点之间,6 点至 9 点之间加针,完成管壁另一侧的缝合。

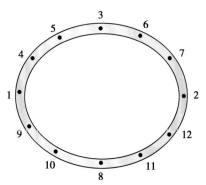

图 5-7 端端吻合两定点法的缝合顺序

其中,第一针和第二针非常关键。在缝合第一针时,需要将血管摆放理顺,避免血管发生扭曲。缝合第二针时,两个断端的进、出针点一定要对应,这是后续针距均匀的重要保障。缝合完毕一侧,血管翻转后,需要用肝素盐水仔细冲洗吻合口,一方面将进入管腔的物质冲洗干净,另一方面检查已缝合完毕的管壁是否存在问题,例如缝至对侧管壁等。对于血管吻合端直径比为 1∶2 甚至 1∶2.5 的病例,可能需要间断地进行褥式缝合,以保证管壁能够外翻。

(二) 端侧吻合

端侧吻合是指血管的断端与另一根血管的侧壁进行吻合的方式。主要用于血管直径差异过大,相差两倍或两倍以上,端端吻合困难的病例;或供血的血管非常重要,不能截断行端端吻合的病例。

端侧吻合基本也是采用两定点法,具体的要点和步骤如下(图 5-8):

1. 吻合口的准备

(1) 受血血管吻合口:将血管剪成约 45° 斜面,这样顺应血流方向,不容易出现吻合口部位血管的扭曲变形。

(2) 供血血管吻合口:在血管壁上按照受血血管吻合口的直径裁剪成椭圆形血管壁裂孔。可以用显微缝针挑起血管壁或缝合一针作为牵引,保持局部管壁张力的情况下,在血管壁上用显微剪刀修剪成椭圆形裂孔。

2. 端侧吻合

(1) 血管摆放:受血血管通常和供血血管呈 45° 夹角,这样既便于吻合操作,又能够减少血流的阻力。

(2) 调整适度的吻合口张力:为了便于术中吻合操作,受血血管可以略长一些,这样显露后侧吻合口相对容易。

(3) 进针顺序:多采用两定点法,首先缝合最远端和最近端的两针,注意调整好血管的位置,避免发生血管扭曲。之后,先缝合后侧吻合口,检查无误后,再吻合前侧吻合口。若术中吻合口存在内翻时,可以

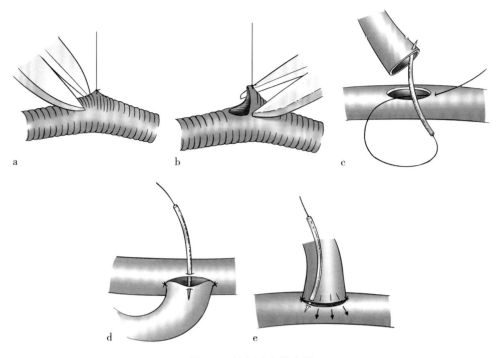

图 5-8 端侧吻合的步骤

a、b. 准备供血血管的吻合口;c. 两定点法,首先缝合最远端和最近端的两针;d. 缝合后侧吻合口;
e. 缝合前侧吻合口

间断进行褥式缝合。

（三）血管移植

当吻合血管存在缺损时,应当进行血管移植。常用的移植血管包括:自体静脉、动脉和人工血管
（图 5-9）。其中,自体静脉最常用于血管移植。

1. 常用于移植的自体静脉

（1）指掌侧固有动脉和 / 或指掌侧总动脉:前臂掌侧皮下静脉。

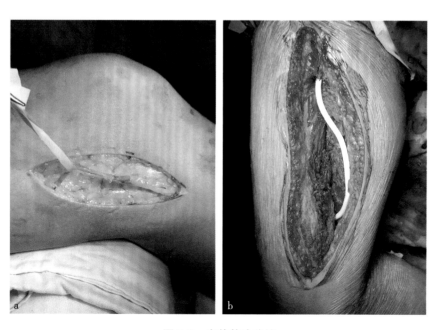

图 5-9 自体静脉移植

a. 自体静脉移植;b. 人工血管移植

(2) 尺动脉和桡动脉:小隐静脉或大隐静脉小腿段。

(3) 胫后动脉和胫前动脉:大隐静脉小腿段。

(4) 腘动脉和肱动脉:大隐静脉大腿段。

2. 静脉移植中的注意事项

(1) 无创操作:切取移植静脉时,注意无创操作,可以同时切取血管周围少量的软组织,以避免移植血管切取后出现顽固性痉挛。对于所有的血管分支均用细丝线或显微缝线逐一切断结扎。

(2) 静脉倒置:为了防止血液的反流,肢体静脉内膜形成了静脉瓣结构。因此,当静脉移植修复动脉缺损时,应当倒置移植的静脉,以保障血流的顺畅。静脉切取时,通常在移植静脉的近心端进行结扎,并留长线标记。

(3) 静脉解痉:当移植静脉切取后出现顽固的血管痉挛时,首选液体灌注扩张法予以解痉。此外,还可以选用热敷或药物等解痉方法。

(4) 移植静脉的长度:由于静脉切取后长度会有 30% 左右的回缩,但同时静脉本身又有 22% 的伸展性。因此,移植静脉切取的长度应较实际缺损多 20% 左右为宜。

(5) 血管直径匹配:移植静脉的选择见前文。

六、血管吻合术后的常规处理

1. 严密观察血运　术后每 1~2 小时观察血运一次,观察内容包括皮肤颜色、皮肤温度、皮肤张力、毛细血管反应时间,此外还可以应用一些检测血运的仪器辅助观察。

2. "三抗"药物　即抗凝药物、抗痉挛药(解痉药物)、抗生素,常规使用 1 周。

(1) 抗凝药物为低分子右旋糖酐,500ml 静滴,每天一次;或低分子肝素,1 支,皮下注射,每天一次。

(2) 解痉药物为罂粟碱,30~60mg 肌注或微量泵泵入,每 6 小时一次。1 周后,药量减半,使用 3 天左右停药。

(3) 常规静脉抗生素。

3. 补充血容量　5% 葡萄糖氯化钠 500ml 和林格液 500ml,每天一次,使用 1 周。

4. 术后镇痛　术后口服或肌注止痛药物,避免疼痛造成血管痉挛。

5. 适宜的温度　术后常规使用烤灯,保证患肢周围温暖且维持恒定的温度。

6. 术后制动　术后严格卧床 7~10 天,患肢制动 3~4 周。

7. 合理换药　为了减少对血管不必要的刺激,若术后渗血量不多,可以 3~5 天换药一次;若渗血量较多,则需要经常换药。换药时可以用温盐水将敷料润湿后更换,并尽量减少肢体的搬动。

8. 严格护理　口服乳果糖,避免便秘;老年人注意更换体位,防止压疮等。

七、术后血运的观察和血管危象的处理

(一) 血运的观察方法和指标

血运的观察方法包括临床检查和辅助监测手段。临床观察指标有皮肤颜色、皮肤温度、皮肤张力、毛细血管反应时间,以及皮缘或钉扎出血;辅助监测手段包括植入式多普勒血流计、激光多普勒血流计、微透析检测、彩色双联超声、吲哚菁绿荧光造影、氧分压检测仪,以及皮温测试仪等。术后 24 小时内,每小时观察血运一次;24 小时后,每 2~4 小时观察血运一次。本部分重点介绍临床观察指标(图5-10)。

1. 皮肤颜色　血运正常时,皮肤的颜色和其他区域皮肤颜色基本一致。当皮肤颜色变浅或苍白时,表明可能存在动脉痉挛或栓塞。当皮肤早期出现紫红色瘀点,逐渐融合成片,并由紫红色进展为紫黑色时,表明静脉出现栓塞。

2. 皮肤温度　皮肤温度可以利用手持测温仪进行测量,常规在 34.5~36.5℃,与对侧比较温差小于 2℃。当皮温明显降低时,表明组织的灌注异常;皮温明显升高,可能局部有炎症反应。

3. 皮肤张力　组织移植或肢体再植后,均存在轻度的肿胀。若出现组织干瘪,无光泽,则出现动脉危象的可能性较大。若组织肿胀明显,甚至出现水泡,则主要是静脉危象。

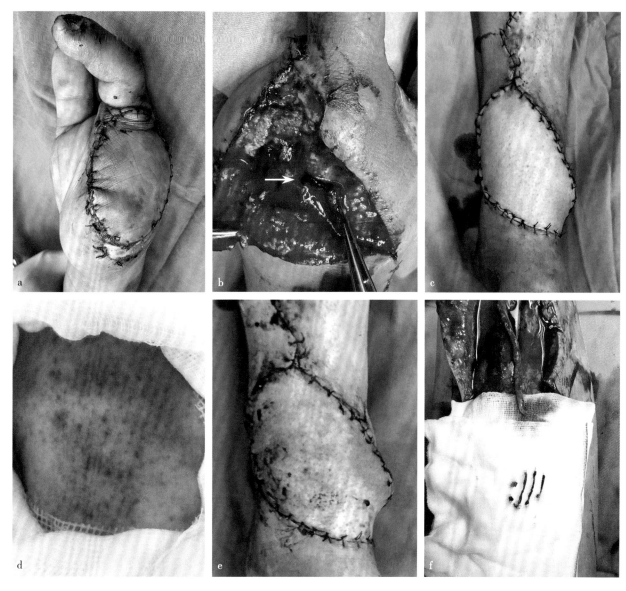

图 5-10 动脉危象和静脉危象

a. 术中动脉危象, 皮瓣部分区域苍白, 皮温和张力降低, 毛细血管反应消失; b. 探查见动脉内长段血栓形成(箭头); c. 术后静脉危象, 术后即刻; d. 术后 4 小时开始出现紫红色瘀点, 现为术后 8 小时; e. 术后 10 小时, 紫红色逐渐融合成片; f. 探查术中可见静脉血栓形成

4. 毛细血管反应时间 毛细血管反应时间是指用器械或指端按压局部皮肤, 并迅速移开后, 局部皮肤血液重新充盈, 恢复初始颜色的时间。正常情况下, 毛细血管反应时间为 1~2 秒。动脉痉挛或栓塞时, 毛细血管反应明显减慢或消失; 静脉栓塞时, 早期表现为毛细血管反应时间过短, 而后期则明显减慢或消失。

5. 皮缘或针扎出血 正常情况下皮缘或针扎出血为鲜红色动脉血, 出血速度较快。若出血为暗红色, 但出血速度非常缓慢, 表明皮瓣内血液灌注不足, 可能为动脉危象。若出血为暗红色, 但出血速度过快, 表明回流异常, 可能为静脉危象。

五项临床观察指标需要结合起来, 并通过连续动态的观察进行判断, 具体不同类型血管危象的特点和鉴别详见第十七章。

（二）血管危象的处理

1. 血管痉挛 术中血管痉挛常出现于动脉, 表现为血管突然变细, 通血不畅。术中可以用升高室温、温热生理盐水纱布热敷来处理, 同时静脉小壶给予罂粟碱 30mg, 或痉挛血管周围软组织直接注射少量罂粟碱；也可以用显微镊子或显微持针器夹持血管外膜，对血管挛缩部位进行轻柔的机械性牵张以解除血管痉挛。

术后的血管痉挛可以通过严格制动、升高室温、局部或肌注解痉和镇痛药物，并继续使用抗凝药物来解除。若镇痛效果良好，仍然不能解除血管痉挛，可以请麻醉科协助，阻滞交感神经，例如在 B 超引导下上肢阻滞星状神经节，下肢阻滞腰椎前的交感神经节等。处置后观察 1 小时，若无改善，尽早进行手术探查。

2. 血管栓塞　术中血管栓塞时，吻合口近端的管径增粗，吻合口远端管腔充盈差，管壁塌陷。多数情况下，吻合口栓塞主要与血流速度慢和血管内膜损伤有关。因此，术中或术后血管栓塞后，在积极补充血容量的同时，建议尽早探查，重新进行血管吻合，必要时进行血管移植。

上述内容是对血管危象处理的原则性概述，具体的血管危象处理措施参见本书第十七章。

第六章

神 经 缝 合

17世纪早期,Ferara首先开展了神经修复手术。早期的神经修复均为神经外膜的端端直接缝合。1870年,Philipeaux和Vulpian报道了神经移植术,但并未受到重视。直至Bunnell,Seddon和Millesi等人通过后续的临床研究,最终证实了神经移植在修复神经缺损中的有效性。1917年,Langley和Hashimoto报道了神经束膜的缝合。此后,Sunderland通过对神经内部的解剖研究,进一步证实了神经束膜修复的价值。1964年,Smith和Kurze分别报道了应用外科显微镜进行神经束膜的缝合技术,标志着现代周围神经显微外科的诞生。此后,周围神经的显微外科修复得到了广泛的开展。

一、周围神经的显微解剖

周围神经最外层的结缔组织层称为神经外膜(epineurium)。神经外膜向神经束间延伸形成间隔。神经干内的束状结构为神经束组,神经束组由神经束膜(perineurium)包被。神经束膜相对比较坚韧,不但对神经内膜和神经纤维起到机械性支撑的作用,并且还维持着神经内压力、神经内环境及其代谢能力的作用。神经束组内可以包括多个神经束,神经束由神经内膜包被。神经束内由多根神经纤维构成,神经纤维是周围神经中最小的结构单位(图6-1)。

周围神经的神经纤维包括:有髓神经纤维和无髓神经纤维,均由轴突和施万细胞鞘构成。有髓神经纤维的轴突由施万细胞和髓鞘共同包裹,而无髓神经纤维的轴突被施万细胞包裹成束。有髓神经纤维两个相邻的施万细胞之间无髓鞘部分称为郎飞结(node of Ranvier),该处的轴突裸露,有利于兴奋以跳跃式方式进行传导,显著增加了有髓神经纤维的传导速度。轴突的主要功能是进行物质运输,包括向远端的慢速运输和向近端的快速运输。轴突向远端的慢速运输为1~4mm/d,转运物质为膜蛋白、分泌蛋白和肽等;轴突向近端的快速运输为200~400mm/d,转运物质为神经生长因子和其他的生长因子等。

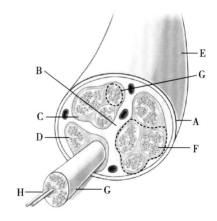

图6-1 周围神经的解剖结构

箭头A为神经外膜,B为神经外膜形成的神经束间隔,C为神经束膜,D为神经内膜,E为神经干,F为神经束组,G为神经束,H为神经纤维

通常而言,周围神经的近端部分,即靠近脊髓的部分,如臂丛神经和腰骶丛神经等,其运动神经纤维和感觉神经纤维的排列并不是按照神经束分布,而是在一个神经束中运动神经纤维和感觉神经纤维相互交错在一起。而周围神经的远端部分,即接近靶器官的部分,神经束中的神经纤维功能相对单一,已经分为了运动神经束和感觉神经束。了解和掌握神经的显微解剖,对于术者选择不同类型的显微外科神经修复方法具有重要的临床意义。

二、神经损伤的病理改变

19世纪,Waller对周围神经损伤后远端轴突的病理学改变进行了详细描述,该病理过程后来被称为沃勒变性(Wallerian degeneration)。神经损伤后,沃勒变性主要发生在断端以远的神经部分。在神经远断端,单核细胞破坏髓鞘,并在施万细胞中启动有丝分裂。轴突远端的变性可能是由于自溶机制引起,细胞骨架开始分解,随后细胞膜溶解。在细胞骨架和细胞膜降解后,远端轴突周围的施万细胞释放髓鞘脂质。吞噬细胞,如巨噬细胞和单核细胞,清除髓鞘和轴突碎片。沃勒变性也出现在神经近断端,表现为神经近端肿胀,但变性的范围相对很小。通常神经肌肉的运动反应在伤后3天消失,伤后1~3周沃勒变性基本完成(图6-2)。

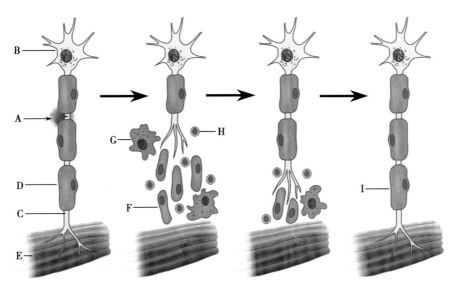

图6-2　沃勒变性

箭头A所示为神经损伤部位,B为神经胞体,C为轴突,D为施万细胞和髓鞘,E为神经支配的靶肌肉,F为神经远断端沃勒变性、脱髓鞘的施万细胞,G为巨噬细胞,H为单核细胞,I为神经修复后,重新包裹新生轴突的施万细胞和髓鞘

碎片清除后,启动再生程序。新的轴突芽通常来自郎飞结,即施万细胞之间轴突的非髓质区域。施万细胞有助于引导新生的轴突芽在神经两断端基底膜之间延伸。神经功能恢复需要轴突向远端延伸,直至到达远端靶器官。人类轴突再生速度大约为1mm/d,因此,神经损伤或神经修复后,通常需要数月才能恢复功能。神经损伤部位新生轴突芽的生长不受控制,轴突错长并支配其他靶器官是常见的并发症。与周围神经相比,中枢神经系统的再生能力不太明显。尽管中枢神经系统的星形胶质细胞增殖方式与周围神经系统施万细胞的增殖方式类似,但它们在中枢神经系统中会产生抑制再生的胶质瘢痕。

三、神经损伤的分型

最常用的神经损伤分型是Seddon和Sunderland分型。Seddon将神经损伤分为三级。第1级为神经失用,该级损伤是由于短暂的压迫或牵拉造成神经的轻微损伤,神经解剖结构完整,仅表现为神经传导阻滞,恢复效果好;第2级为轴突断裂,该级损伤中神经纤维的髓鞘完整,轴突能够顺利再生,预后良好;第3

级为神经断裂,神经完全中断,需要手术干预,为神经再生和肢体功能恢复提供最大的可能性。

　　Sunderland 分型系统中,共有五型神经损伤。1 型为神经失用,2 型为轴突断裂,3 型为神经内膜损伤;4 型为神经束膜损伤;5 型为神经外膜损伤,神经断裂。1988 年,Mackinnon 和 Dellon 进一步增加了第 6 型,即神经连续性存在,但合并不同程度的神经损伤,需要通过显微外科技术进行修复。

四、神经缝合前的准备工作

(一) 止血带的应用

　　在术野清晰的条件下进行神经的辨别、游离、断端处理和吻合是保证神经优质修复的前提。尤其是在神经束膜修复时,需要在显微镜下进行神经束间的解剖和神经束的游离等操作,因而必须在肢体近端应用止血带以保持清晰的术野。

(二) 神经的显露

　　通常情况下,需要从神经损伤远、近端的正常部分向病灶的位置进行显露和游离。一方面,从正常的部位入手,组织的解剖结构相对清楚,容易找到需要修复的神经;另一方面,避免从瘢痕处分离寻找神经断端,造成进一步加重对神经断端的损伤。

(三) 神经断端的修整

　　新鲜神经损伤的断端修整相对容易,即切除损伤的软组织直至神经断面上出现柔软的、乳头状突起的神经束组。陈旧神经损伤在断端,尤其是近断端,形成创伤性神经瘤。神经在修复前必须对神经瘤进行彻底的切除,以避免其对轴突向远端再生的影响。修整时,首先固定神经瘤,用锐利且细薄的刀片,垂直于神经长轴,从病灶端开始,向正常的神经部分逐个横断面切开。每次切开时不要完全切断,保留1/4~1/3 的神经作为牵引,每次切开的间距为 2mm,直至断面上出现柔软的、凸起的神经束组颗粒,该断面即为正常的神经断面。修整至正常神经断面是神经修复的关键步骤之一,很多情况下,术者为了能够满足神经的直接吻合,放宽了判断正常神经断面的要求,结果必然会对神经修复的结果产生不良的影响。

五、神经缝合的常用方式

(一) 神经外膜缝合

　　神经外膜缝合是常用的神经修复方法,其操作相对简单,技术要求不高,并且不累及神经内部的组织结构。适于周围神经的近端部分,即臂丛及腰骶丛等部位神经损伤的修复。神经外膜修复前首先要进行神经的准确对合。常用的标记包括神经外膜表面沿神经轴向走行的血管、神经束断面的形态和排列等。当神经断端可在无张力条件下对合后,使用 8-0~10-0 的无创伤显微缝线进行神经外膜的缝合。缝合的针数根据神经的直径决定。缝合后,要求吻合口平滑,无神经束组外露。缝合时注意仅缝合神经外膜,不要伤及神经束,以免影响轴突生长 (图 6-3)。

　　神经外膜缝合最大的缺点是神经束组很难达到精确的对合。即便神经外膜吻合后外观平滑,但内部的神经束组仍不可避免地存在间隙、重叠,以及扭曲等现象而影响神经的愈合。

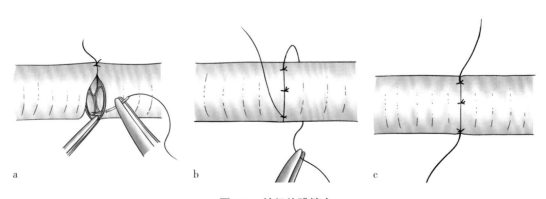

图 6-3　神经外膜缝合
a. 一侧神经外膜的缝合;b. 翻转神经;c. 完成另一侧神经外膜的缝合

（二）神经束膜缝合

对于周围神经的远端部分，即接近靶器官的部分，神经已经分出明确的功能束。此时应当进行神经束膜的修复，使对应的运动束和感觉束分别得到准确的对合，有助于术后恢复良好的功能。神经束膜缝合最关键的步骤是远、近端神经束的准确对接。尽管有学者应用神经电刺激仪、免疫组化染色，以及免疫荧光等方法进行神经束的对位，但上述方法均存在步骤复杂和术中耗时过长等缺点。因此，目前临床上最常用的定位方法仍然是在显微镜下，根据神经束组的直径、形状，以及所处的位置（象限）进行准确对接。神经束膜的吻合需在无张力条件下，使用10-0~11-0的无创伤显微缝线进行缝合。神经束膜缝合时，需要切除部分神经外膜，使神经束组凸出，将神经束组的远、近端准确对合后，逐束缝合。束膜缝合后，尽可能缝合神经外膜，以增加神经缝合的强度（图6-4）。

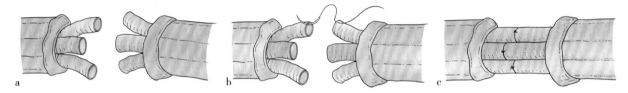

图6-4 神经束膜缝合

a. 修整神经外膜和神经束膜；b. 神经束组精确对位后，逐根缝合神经束膜；c. 完成神经束膜的缝合

神经束膜缝合的缺点是缝合部位的组织反应大，可能会形成更多的瘢痕组织。此外，神经束膜较薄，显微外科技术要求相对更高，手术操作时间更长。

（三）神经端侧缝合

神经端侧缝合是指将受损神经的远断端，缝合至邻近正常的神经干侧壁上。缝合时，可以在正常的神经干侧方根据受区神经直径进行开窗，即切开部分神经外膜。此后，通常是以45°夹角，将受区神经的远断端缝合至正常的神经干侧壁开窗处。1873年，Letievant提出将切断神经的远断端缝合在正常神经的侧方。Lundborg也支持将端侧缝合作为一种神经修复的缝合方式。目前的研究表明轴突感觉芽的萌动比运动芽的萌动容易，因此端侧缝合后，感觉神经的修复效果更好。由于端侧缝合的疗效在临床上仍存在争议，因此多数情况下，神经端侧缝合的方法仅用于感觉神经的修复。

（四）纤维蛋白胶黏合

神经缝合后，断端的缝线均会产生抑制轴突生长的瘢痕组织，因此纤维蛋白胶在神经修复中的使用逐渐增多。为了减少缝线瘢痕组织的产生，可以通过稀疏缝合将神经束准确对合，之后利用纤维蛋白胶对神经断端进行黏合的方式进行神经修复。

六、神经缺损的处理

神经修复时要求无张力缝合，然而在临床实践中，无论是新鲜损伤还是陈旧损伤，经常会遇到神经缺损的情况。当出现神经缺损时，常用的解决方式如下：

（一）神经的适度游离、改道和关节位置的调整

对于短距离的神经缺损，可以先试行向神经远、近端适度游离和改变关节位置来进行吻合口处的减张，多数情况下可以解决短距离的神经缺损。若吻合口仍存在张力，还可以通过神经改道移位的方式，如肘部尺神经前置等进行神经吻合口的减张。

（二）神经导管

神经缺损长度小于3cm的，可以采用神经导管来桥接神经断端。神经导管包括生物神经导管和人工合成神经导管。生物神经导管通常为自体静脉、动脉和肌肉。其中，自体静脉套最为常用。修复时，要选择直径略大于神经的静脉，切取静脉的长度约为神经缺损距离的1.5倍。静脉倒置后，将神经残端套入静脉中，缝合固定。

人工合成可吸收的神经导管包括胶原蛋白、聚乙醇酸和己内酯，其中己内酯导管的疗效相对最好。

（三）异体神经移植

异体神经移植是治疗周围神经缺损一种替代的方法。异体神经的结构能够为再生轴突提供良好的黏附和支持。近年来，脱细胞的同种异体神经已经应用于临床。经过脱细胞处理，解决了宿主对异体神经的免疫排斥反应，并且具备一定的促进神经再生的能力。然而，异体神经移植的疗效还需要进一步的临床实验证明其有效性。目前，脱细胞的同种异体神经主要用于感觉神经的修复。

（四）自体神经移植

对于长段的神经缺损，自体神经游离移植仍然是治疗神经缺损的"金标准"。自体神经移植的方式包括不带血运的自体神经移植和带血运的自体神经移植。通常切取移植神经的长度较神经缺损长 15% 左右。

1. 不带血运的自体神经移植 移植的神经本身没有血运，术后早期主要依赖周围软组织提供养分。因此，移植神经需选择细长的神经，并且该神经切取后对供区影响小。常用的移植神经包括腓肠神经、前臂内侧皮神经、桡神经浅支、股外侧皮神经和隐神经等。目前临床上最常用的移植神经仍然是腓肠神经（图 6-5）。

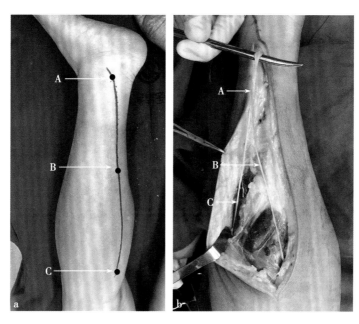

图 6-5 腓肠神经的切取

a. 皮肤切口为 A、B、C 三点的连线，A 为外踝和跟腱间隙的中点，
B 为小腿后正中线的中点，C 为腘窝中点；b. 显露腓肠神经，A 为腓肠
神经主干，B 为来自胫神经的内侧支，C 为来自腓总神经的外侧支

2. 带血运的自体神经移植 当修复粗大的神经缺损时，有两种选择，一种是将数股腓肠神经编成束状进行移植修复（图 6-6）；另一种是选择带血运的粗大神经进行移植。带血运的神经移植术，在修复神经缺损的同时，还需要将移植神经的营养血管与受区的血管吻合，避免移植的神经中心发生缺血坏死和纤维化，影响神经修复的效果。

七、神经移位

神经移位是指神经损伤后，其他神经作为供体，移位修复受损神经的方法。移位方式包括远位移位和邻近移位。前者广泛应用于臂丛神经根性损伤，常用的供体神经包括副神经、膈神经、肋间神经、健侧颈₇神经根、胸背神经、胸前内侧神经和胸前外侧神经等。后者多用于臂丛神经损伤和高位尺神经损伤，如经典的 Oberlin 手术（尺神经束支移位至肱二头肌肌支）、肱三头肌长头支移位至腋神经前支、骨间前神经移位至尺神经深支等。

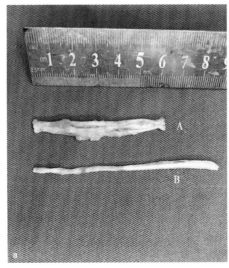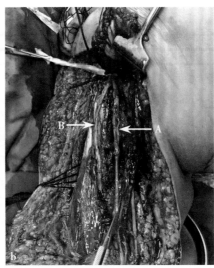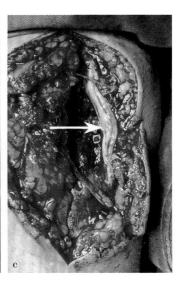

图 6-6　腓肠神经编织为束状移植修复神经缺损

a. 腓肠神经编织缝合成束，A 为 3 股腓肠神经，B 为 2 股腓肠神经；b. 腓肠神经移植修复，A 为 3 股腓肠神经移植修复正中神经，B 为 2 股腓肠神经移植修复肌皮神经；c. 3 股腓肠神经移植修复尺神经

八、神经修复术后处理

神经修复术后常规需要肢体制动，以减轻吻合口的张力。如前臂掌侧的正中神经或尺神经修复后，需要屈腕位石膏或支具固定；小腿胫神经修复后，需要跖屈踝关节固定等。肢体制动时间 3~4 周，若缝合处张力较大，则需要固定 6 周。

术后神经恢复情况可以通过查体和电生理检查来进行监测。查体时，沿神经的体表投影进行叩击，记录神经干叩击征（Tinel 征）的部位，该部位即为新生轴突大致到达的位置。通过对伤后不同阶段 Tinel 征部位的比较，可以判断新生轴突向远端生长的情况。此外，对术后不同阶段进行电生理检查，也有助于准确判断神经的恢复情况。

第七章

淋巴管 - 静脉吻合术

第一节　淋巴管的解剖结构与功能

淋巴管(lymphatic vessel)是淋巴系统中重要的组成部分,目前人体中除胸腺、脾髓质、骨髓、软骨、角膜、晶状体、牙釉质等处尚未发现存在明确的淋巴管结构以外,其余的组织和器官均有淋巴管分布。

淋巴液的生成量平均约 2~4L/d,淋巴管转运淋巴液与淋巴细胞、细胞因子、细胞代谢产物、抗原递呈细胞及外来抗原,以及大量蛋白质和以甘油三酯为主的脂类等大分子物质至血液循环。而病理状态下,淋巴管还会将凋亡细胞碎片、异物、细菌和肿瘤细胞等物质吸收进来,从而诱发器官移植的排斥反应、加重炎症反应以及促进肿瘤的淋巴道转移。由此可见,淋巴管在补充血浆量与血浆蛋白、保持内环境稳定、维持机体营养平衡与生长发育、参与组织修复以及免疫反应等方面具有重要作用。

根据淋巴回流途径,淋巴管可分为毛细淋巴管、集合淋巴管、淋巴干、淋巴导管四个部分。

一、毛细淋巴管

毛细淋巴管(lymphatic capillary)是淋巴管道的起始部分,以膨大的盲端起始于组织内,交织分布成网状。毛细淋巴管管径约 30~80μm,由单层内皮细胞呈叠瓦状排列连接,从而形成单向活瓣门(图 7-1)。其结构特点是管腔较毛细血管大而不规则,管壁薄,内皮细胞之间的间隙较大,基膜不完整或缺乏,无周细胞,外面有丝状结缔组织即淋巴管锚丝牵拉,因此毛细淋巴管的通透性较毛细血管大,使得大分子物质容易进入。毛细淋巴管管径纤细,管壁结构不连续、不完整,因此不适合作为淋巴管 - 静脉吻合之用。

二、集合淋巴管及淋巴干

集合淋巴管(collected lymphatic vessel)和淋巴干(lymphatic trunk)是淋巴回流的主干部分,毛细淋巴管汇合形成集合淋巴管,管径约 0.1~1mm,全身的集合淋巴管再分别汇合形成 9 条淋巴干,即颈干、锁骨下干、支气管纵隔干、腰干,左、右两侧各 1 条,以及肠干 1 条,管径约 0.5~2mm。集合淋巴管和淋巴干的形态结构与小静脉相似,管壁由内皮细胞形成的内膜层,内皮下有完整的基膜,少量平滑肌、胶原纤维与弹力纤维和外围的周细胞形成的中膜层,以及结缔组织形成的外膜层闭合连接构成,基膜与周细胞和结缔组织间无锚丝(图 7-2)。其结构特点是:①管径较伴行静脉细,管壁较薄,管腔内具有瓣膜且数量较静

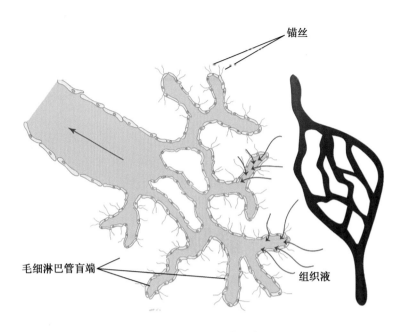

图 7-1 毛细淋巴管示意图

显示内皮之间的开口,开口锚定于主要成分是弹性蛋白的锚丝上。毛细淋巴管起源于组织中的盲端,管径大小变异大

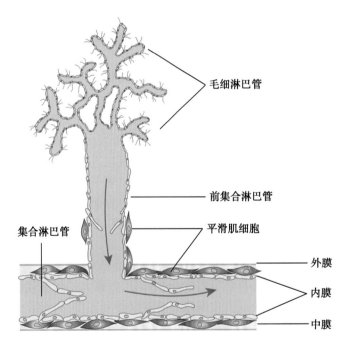

图 7-2 集合淋巴管的纵切示意图

图中箭头示淋巴流动方向。可见瓣膜

脉多,具有防止淋巴逆流的作用,并使淋巴管的外观呈串珠状。②正常淋巴回流呈单向向心流动,通常要途经一个或多个淋巴结。据报道,心脏、食管、甲状腺、肾上腺等器官的淋巴管在汇入胸导管之前,可无淋巴结汇入。③淋巴管之间的交通支甚多,其数量多于静脉。④婴儿期淋巴管的管腔宽大、分布密集、交通支亦多,2~3 岁以后淋巴管逐渐变细,数量亦减少。

集合淋巴管根据其走行位置可分为浅、深两组。浅淋巴管位于皮下层,常与浅静脉伴行,收集皮肤和皮下组织的淋巴;深淋巴管位于深筋膜以下,与深部血管伴行,收集肌肉和内脏的淋巴。浅、深淋巴管之间存在广泛的交通支。躯体左、右两侧的淋巴管之间也可互相交通。

三、淋巴导管

淋巴导管(lymphatic duct)是淋巴回流的中枢部分,分为左、右 2 条,末端汇入静脉(图 7-3)。

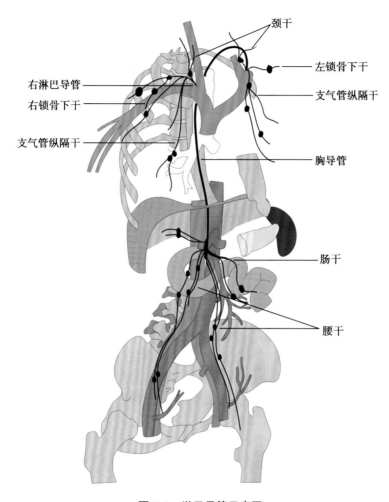

图 7-3 淋巴导管示意图
图中显示右淋巴导管、胸导管以及起始部的乳糜池结构,分别收集 9 条淋巴干回流的淋巴

右淋巴导管(right lymphatic duct):为一短干,长约 1~1.5cm,管径约 2mm,由右颈干、右锁骨下干及右支气管纵隔干汇合而成,收纳右侧头颈部、右上肢、右侧胸壁、右半心及右肺等处的淋巴,注入右颈静脉角。右淋巴导管并不多见(约占 1/5),多数是以多干的形式分散汇入右颈内静脉、右锁骨下静脉或右颈静脉角。

胸导管(thoracic duct):是淋巴系统中最长和最粗大的管道,收纳约全身 3/4 区域的淋巴,全长约 30~41cm(平均 38.5cm),管径约 3mm。通常描述:胸导管起始于腹膜后间隙,其起始部有时呈壶腹状膨大,称乳糜池(cisterna chyli),位于第 11 胸椎至第 2 腰椎之间椎体的前方、主动脉的右后方,再经膈肌主动脉裂孔上行进入后纵隔,先位于脊柱中线的右前方,上行至第 4~6 胸椎水平时,从胸主动脉、主动脉弓及食管的后方,越过中线至脊柱的左前方,经上纵隔上行,出胸廓上口,进入颈根部,然后绕左侧颈血管鞘之后转向前,汇入左颈静脉角。胸导管汇入静脉角之前,多呈壶腹样膨大,管腔内常有瓣膜。胸导管在其起始部,通过左、右腰干收纳双下肢、会阴部和生殖器、下腹腔和盆腔及腹壁的淋巴,通过肠干收纳胃、肠、肝、胰、脾的淋巴和小肠吸收的脂肪所转化生成的乳糜,上行沿途还通过接收左肋间淋巴管、左颈干、左锁骨下干及左支气管纵隔干收纳左侧头颈部、左上肢、左侧胸壁、左半心及左肺等处的淋巴。解剖学和临床实践均发现从腰干至胸导管汇入颈部静脉,淋巴回流结构与途径存在较大差异,如乳糜池形成的位置、胸导管的走行、胸导管的多干与发育不全、颈段胸导管的变异、胸导管汇入点的位置与入口数量、淋巴双颈区回流、右位胸导管等。

淋巴导管的管壁结构与大静脉相似,内皮下没有基膜,已具有弹力纤维形成的连续内弹性膜,中膜层由连续的平滑肌细胞和周细胞构成,外膜层结缔组织厚。但淋巴导管的管壁仍较大静脉薄,内、中、外三层膜结构仍不如大静脉管壁的分层清楚。

值得一提的是,淋巴水肿组织中,根据疾病严重程度,淋巴管的病理结构特点存在明显差异。①轻度:淋巴管通常表现为管径扩张,管壁变薄,管腔内大量淋巴液淤积;②中度:淋巴管表现为管径轻度增粗,管壁僵硬、弹性下降等轻度纤维化改变,管腔略变窄;③重度:淋巴管表现为管径纤细或增粗,管壁明显增厚呈纤维化改变并与周围组织形成粘连,管腔狭窄,腔内、外大量淋巴细胞浸润,腔内淋巴液稀少,腔外存在明显组织液淤积和纤维素沉积。由此可见,纤维化程度越严重、输送淋巴液功能越差的淋巴管,越不适合作为淋巴管 - 静脉吻合之用。

第二节　淋巴管 - 静脉吻合术

一、概述

淋巴管疾病是淋巴管结构和功能发生异常而导致的各种疾病的总称,主要分为淋巴回流障碍、淋巴管瘘、淋巴管炎症、淋巴管肿瘤等。淋巴管 - 静脉吻合术(lymphatico venous- anastomosis,LVA)是治疗淋巴回流障碍性疾病的重要手术方法,目的在于缓解淋巴无法沿正常途径回流所造成的淤滞,增加淋巴生理性分流量。淋巴回流障碍根据发病机制特点又分为淋巴管阻塞和淋巴管反流两大类型,前者主要表现为淋巴水肿,而乳糜反流和各部位乳糜渗漏则通常为两者共有的表现,手术方法的区别点在于:淋巴管阻塞需要做淋巴管远心端与静脉的吻合;而淋巴管反流则需要做淋巴管近心端与静脉的吻合并彻底阻断乳糜反流。

1960 年,美国的 Jacobson 与 Suarez 首次利用显微镜成功完成了直径 1.6~3.2mm 的小血管吻合。1962 年,Jacobson 又开始将显微外科技术应用于微细的淋巴管与小静脉吻合的实验研究。直到 1974 年,澳大利亚的 O'Brien 率先采用显微淋巴管 - 静脉吻合手术治疗乳腺癌术后和放疗后上肢淋巴水肿,获得了良好的近期疗效。1978 年,法国的 Degni 尝试采用将淋巴管插入静脉的吻合术式(又称套入式吻合)治疗 34 例肢体淋巴水肿,随访 2 个月 ~6 年,报告有效率达 76%。在我国,1964 年郑康桥用腰干淋巴管与精索内(卵巢)静脉吻合,1974 年赵伟鹏、沈家立用腹股沟和足背淋巴管 - 静脉吻合治疗乳糜尿均取得了良好疗效;1979 年至 20 年代 80 年代中期,朱家恺、张涤生、黄恭康等先后采用淋巴管 - 静脉吻合手术治疗肢体、阴囊等部位的淋巴水肿,取得了良好的近期效果。在此之后,意大利的 Campisi 对 40 年间采用淋巴管 - 静脉吻合治疗的超过 2 600 例肢体淋巴水肿随访 5~20 年,报告总有效率达 84%,其中轻度病例约 86% 可摆脱保守治疗,重度病例长期有效率约 42%。

二、淋巴管 - 静脉吻合术的应用范围

1. 继发性淋巴水肿　继发性淋巴水肿最常见于乳腺癌、妇科恶性肿瘤、前列腺癌、外生殖器恶性肿瘤、淋巴瘤手术后和放疗后,亦可见于外伤、反复发作的淋巴管炎症、慢性淋巴结核、自身免疫性疾病以及各种类型的良恶性肿瘤。继发性淋巴水肿表现为大量集合淋巴管或淋巴干近心端回流受阻,故可在阻塞相应部位淋巴管远心端做淋巴管 - 静脉吻合以分流淋巴。

2. 原发性淋巴水肿　根据淋巴管影像学检查确定淋巴回流阻塞发生部位,在相应部位淋巴管远心端做淋巴管 - 静脉吻合以分流淋巴。

3. 乳糜反流性淋巴水肿和各部位乳糜渗漏　乳糜反流性淋巴水肿和乳糜渗漏表现为下肢与外生殖器及躯干部水肿和乳糜囊泡或渗液、乳糜胸、乳糜腹、乳糜尿、乳糜心包等。淋巴管影像学检查可见到淋

巴导管阻塞及相应部位淋巴干、淋巴管扩张反流。为减少淋巴管反流压力和分流淋巴,可做反流区域较低位的近心端淋巴管-静脉吻合。

4. 淋巴导管梗阻 随着淋巴管造影、淋巴管核磁合成影像等技术的深入开展,近20年来,在各种类型的淋巴回流障碍中越来越多地发现疾病的发生与胸导管梗阻有着密切的关系。在胸导管梗阻段无法疏通的情况下,可于梗阻远心端做淋巴导管静脉吻合,以重建淋巴回流入血途径(图7-4)。

总体来说,研究表明淋巴回流障碍分期越早,淋巴管结构和功能损害越少,淋巴管-静脉吻合效果就越理想。

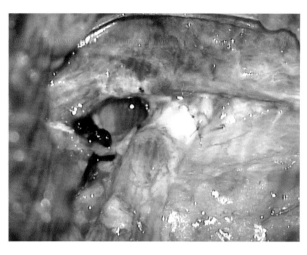

图 7-4 胸导管颈外静脉端端吻合

三、淋巴管-静脉吻合的禁忌证

1. 急性静脉血栓或静脉管腔完全性闭塞。
2. 急性淋巴管炎和预定手术区域内的急性感染。
3. 显著凝血功能障碍。
4. 恶性肿瘤伴淋巴结转移,淋巴管-静脉吻合存在加速肿瘤淋巴转移和导致血行播散的可能。

四、淋巴管-静脉吻合前的准备

(一)显微外科器械的选择

淋巴管-静脉吻合通常需要主要操作者和一位助手两人配合完成。根据淋巴管和静脉解剖及吻合特点,建议选择两把弧形镊子、两把直镊子、一把弧形剪刀、一把弧形持针器以及若干枚适宜型号的单静脉血管夹备用。根据切口内术野的深浅,选择适宜长度的显微外科器械。肢体浅层切口一般使用长度为14~16cm显微镊子、显微剪刀和显微持针器,腹股沟深层、髂外、胸腹腔内切口应选择长度为18~24cm的器械为宜。显微镊子尖端直径以0.15~0.3mm为宜,显微持针器也建议选择尖端尽量细一些的型号。

(二)显微缝线的选择

四肢集合淋巴管小静脉吻合一般可选择10-0或11-0带圆针不可吸收无损伤缝线,针对淋巴导管或明显扩张的淋巴管-静脉吻合则可选择9-0或10-0同材质缝线。

(三)显微镜的要求

落地式显微镜对保持较大范围的景深清晰度、提高操作稳定性具有至关重要的作用。两侧目镜应呈180°相向安装放置,以便于主要术者和助手配合操作。目镜建议选择10×~25×放大倍数的镜头,物镜放大倍数一般在6×~12×范围以内操作即可。

(四)操作者的位置

主要操作者和助手位于肢体或躯干切口两侧,以坐立位为宜。通常主要操作者坐在距切口较近一侧。建议手术台术区下方为空置区域,便于两位操作者身体尽可能地接近操作区而尽量减轻腰背及颈部疲劳。

(五)淋巴管和静脉管腔抗凝冲洗液的准备

术前需配制肝素钠12 500U+生理盐水500ml抗凝冲洗液。

五、操作对象的体位

需采取淋巴管-静脉吻合术区切口创面朝上的体位,使吻合操作平面尽量与显微镜目镜保持平行。

六、操作步骤及方法

(一) 切口

肢体上尽量选择与静脉伴行集合淋巴管较多的解剖部位做切口,例如:上肢深静脉走行区、腹股沟下大隐静脉旁、腘窝深静脉旁等。躯干则以淋巴导管走行区和各淋巴干走行区体表标志线做切口,例如:两侧颈根部至静脉角区、右侧开胸至后纵隔、正中线开腹至腹膜后、两侧髂外血管走行区等。原则上切口部位淋巴管数量越多、越是接近淋巴管主干,淋巴管-静脉吻合就越易于成功。顺序切开各层组织,切缘组织充分止血,用自动牵开器或缝线向两侧牵开切缘组织,充分暴露术野。

(二) 游离血管与淋巴管

在显微镜下先用普通血管钳在脂肪及纤维结缔组织中钝性分离,找出目标静脉,再用显微镊子和显微剪刀剥离剪去血管周围结缔组织,并注意保留细小属支静脉备用。如静脉周围有伴行的动脉和神经束,则需用弹力血管带将血管神经束适度牵开予以保护,同时亦可防止较粗大的血管和神经遮挡游离淋巴管的视野。助手用小血管钳分段分离并挑起静脉周围组织,术者则用显微镊子和显微剪刀配合,在挑起的组织块中剥离找出淋巴管,边纵向锐性分离淋巴管壁周围组织,边横向切断各条淋巴管之间的脂肪和纤维组织,使整个术野内符合吻合条件的淋巴管逐一被游离出来(图7-5)。游离过程中时刻注意创面电凝、结扎或纱布压迫止血,保证显微镜下的术野清晰度。血管和淋巴管均应游离出适于吻合的一定长度,以减低吻合口的张力和减少淋巴管套入式缝合脱出静脉的发生概率。

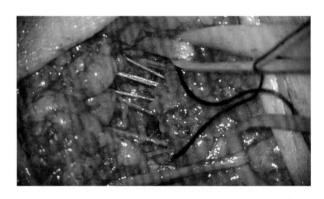

图7-5 逐根游离静脉旁组织内的淋巴管

(三) 剪断、修整静脉与淋巴管

用显微剪刀横行或斜行剪断静脉和淋巴管。静脉远心断端予以结扎;淋巴管近心断端一般可以不扎,一般不会发生淋巴瘘;如需吻合淋巴管近心端,则需结扎淋巴管远心断端,避免淋巴瘘的发生。

静脉和淋巴管吻合口处外膜及周围脂肪和结缔组织应做适量修剪,以不完全破坏滋养血供和不损伤中膜为宜。用肝素盐水冲洗静脉和淋巴管腔,将管腔中的血凝块、蛋白凝块等杂质冲洗干净。若血管和淋巴管吻合口有明显痉挛,可用显微镊子伸入吻合口进行轻轻撑开,扩张管腔。

一对一端端吻合的血管和淋巴管断端口径应尽量匹配(图7-6);套入式吻合静脉断端口径应尽量能收纳全部淋巴管,且尽量避免因插入的淋巴管数量过多导致吻合口过紧、张力过高而使淋巴管受挤压缩窄、分流不畅。剪断静脉后需观察近心端有无血液逆流。尽可能选择近心端有瓣膜的静脉,如发现少量血液逆流,可在吻合过程中用无创血管夹临时夹闭静脉,以免影响显微镜下术野的观察和吻合操作;如存在明显血液逆流,则应考虑行静脉瓣膜环缩手术处理或放弃使用该静脉。

(四) 吻合静脉与淋巴管

1. 吻合方法 淋巴管-静脉吻合常用方法为端端吻合和套入式吻合两种。端端吻合适用于淋巴管和静脉口径较匹配、淋巴管腔内淋巴液充盈量较大且单根淋巴管吻合口直径不小于1mm的部位,常见于淋巴导管和淋巴干以及乳糜反流扩张淋巴管与静脉的吻合。管壁明显增厚纤维化导致管腔狭小、淋巴液流量过少以及管径过细的淋巴管,与静脉做端端吻合所起到的淋巴分流效果较差,且吻合口极易发生堵塞,故不建议用于端端吻合。套入法适用于术野内淋巴管数量较多、静脉仅1~3条且管径明显大于单根淋巴管管径的部位,常见于肢体集合淋巴管与静脉的吻合。

在端端吻合游离过程中,如果出现淋巴管和静脉之间距离过大、牵拉张力过高或口径相差较大时,需做静脉移植(图7-7)。供移植用的静脉通常选择内踝部位带瓣膜的大隐静脉。移植静脉与待吻合静脉的吻合参见第五章"血管吻合"所述。

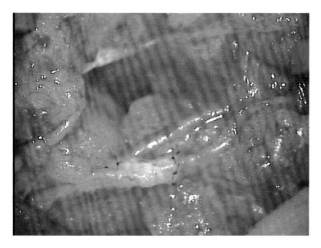

图 7-6　淋巴管 - 静脉端端吻合

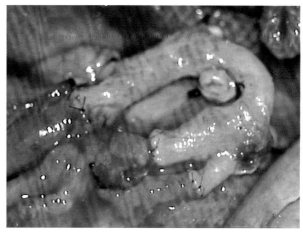

图 7-7　腹膜后腰干淋巴管 - 自体大隐静脉移植 - 生殖静脉端端吻合

2. 吻合步骤

（1）淋巴管 - 静脉端端吻合：端端吻合主要适用于淋巴管、静脉管径较为匹配的解剖结构。对游离程度较大的淋巴管和静脉可采用"两定点法"吻合（图 7-8）。即用无损伤显微缝合针线先于 3 点和 9 点两处各由静脉管壁自外膜向腔内进针，再由淋巴管腔内向外膜出针，做管壁外翻缝合，缝线抽至尾部打 4 个结。剪线时需一端保留长线，便于悬吊牵拉。之后再用同样方法依次间断缝合两定点线之间两面的淋巴管和血管吻合口，均需使管壁外翻，缝线尾部打 3 个结即可。缝合间距应为 0.3~0.5mm，进、出针点至管壁游离缘的距离应为 0.2mm 左右。吻合一圈后需检查有无吻合口渗液，少量渗液用纱布压迫数秒至半分钟即止，渗液较多时可于吻合口渗液间隙处补缝 1 针。吻合结束剪线并保留少许线尾。

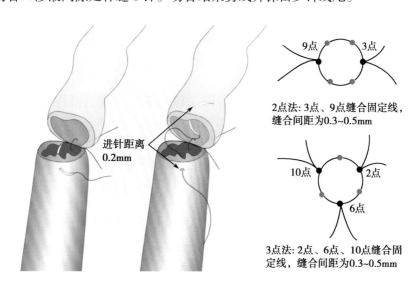

进针距离 0.2mm

9点　3点

2点法：3点、9点缝合固定线，缝合间距为 0.3~0.5mm

10点　2点

6点

3点法：2点、6点、10点缝合固定线，缝合间距为0.3~0.5mm

图 7-8　"两定点法"及"三定点法"淋巴管 - 静脉端端吻合示意图

对游离程度较小的淋巴管和静脉仍可采用"两定点法"吻合，但两定点线应选择在 0 点和 12 点处，更易完成两面翻转吻合操作。对游离程度很小的淋巴管和静脉可采用"三定点法"吻合（图 7-8），即三根定点线分别位于 2 点、6 点和 10 点处，吻合时不易造成缝线过度牵拉撕脱。

吻合过程中需注意尽量避免用显微镊子夹持损伤淋巴管内膜和静脉内膜，避免进针过深缝到对侧管壁或过浅而未缝合管壁全层；应充分止血，助手需经常冲洗并用纱布吸除吻合口周围渗血和溢出的淋巴液或乳糜液，保证吻合术野清晰。

（2）淋巴管 - 静脉端端套入式吻合（图 7-9）：端端套入式吻合主要适用于淋巴管数量多、静脉管径明

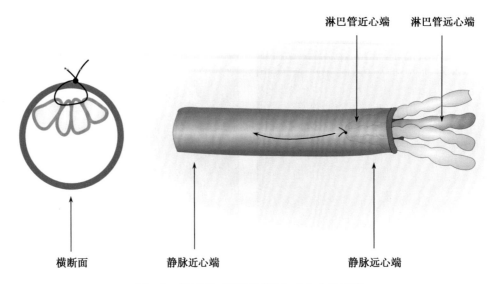

淋巴管近心端　　淋巴管远心端

横断面　　　　静脉近心端　　　　静脉远心端

图 7-9　淋巴管 - 静脉端端套入式吻合示意图

显大于单根淋巴管的解剖结构。先由助手用显微弯镊子探入静脉管腔较深处撑起管壁、扩大管腔,术者用显微镊子牵起静脉前壁外膜,另一只手持显微持针器夹持无损伤显微缝合针线自静脉外膜向管腔内进针,穿出管腔后从助手侧向术者方向依次逐根将淋巴管断端用缝合针线穿过外膜至中膜层,注意勿穿透管腔,缝齐全部预定数量的淋巴管后,再将缝合针线自静脉管腔内向外膜进针口附近穿刺出针,缝线抽至尾部,将缝线两端共同向外牵拉,助手同时用两把显微镊子牵开静脉吻合口管腔,使淋巴管束完全滑入静脉管腔,缝线尾部扎紧并打 4 个结。之后观察静脉吻合口有无多余间隙,于吻合口间隙根部前壁自外向内进针,中间可穿刺一根淋巴管外膜,再于后壁自内向外出针,缝线尾部扎紧打 3 个结,消灭静脉吻合口多余间隙。检查无吻合口渗液,吻合结束剪线并保留少许线尾。

(3) 淋巴管 - 静脉端侧套入式吻合:端侧套入式吻合适用于淋巴管数量 1~2 根且纤细、静脉管径差异较大并可能存在瓣膜功能不全的解剖结构。手术步骤:阻断静脉远侧,近部纵向切开,肝素冲洗。由近心端引入 11-0 缝合线,从静脉切开处引出;缝合线挂上淋巴管远心端的侧壁;从静脉切开处入针,并从上方最初入针处旁引出,拉紧打结;缝合静脉切开处(图 7-10)。套入式吻合过程中的注意事项与端端吻合相同。

(五) 检查吻合口通畅性

吻合后近端血管充盈,透过管壁观察腔内液体颜色变淡或透明,或可见乳糜液呈脉冲式回流,则表明吻合口通畅。

(六) 缝合切口

冲洗液冲洗创面,尽量去除吻合口周围血凝块,充分止血,顺序缝合切口内各层组织。缝合最接近吻合口的一层组织时建议先在切缘两端各缝合 1 针,再悬吊缝合中间部分,注意避免入针过深损伤吻合后的淋巴管和血管。适度压迫包扎切口,防止淋巴瘘的发生。

七、淋巴管 - 静脉吻合手术部位选择

淋巴管 - 静脉吻合手术通常选择在梗阻部位的远侧,所以准确判断淋巴回流梗阻部位,是成功治疗的关键。外科手术、放射治疗后的患者,通常梗阻部位明确。原发性淋巴水肿和乳糜回流障碍的疾病,良好的影像学诊断技术如核素淋巴显像、不同示踪剂的间接淋巴管造影、直接淋巴管造影等的运用,对于正确认识疾病的病理生理过程,选择更符合患者的回流手术重建部位具有重要的临床价值。选择更接近梗阻部位的远侧淋巴管施行吻合术,可以获得更大的流量、更好的效果。

1. 肢体淋巴管浅淋巴管 - 静脉吻合术　切口位于肢体浅表皮肤,是最早开展的手术,优点是浅表、易开展推广。近年来,随着荧光显像技术的更广泛应用,梗阻远侧局部皮内注射吲哚菁绿,可以显示部分淋

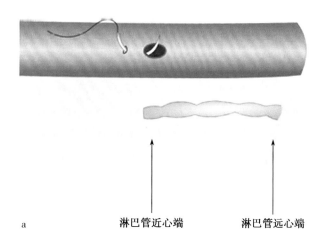

a | 淋巴管近心端 | 淋巴管远心端

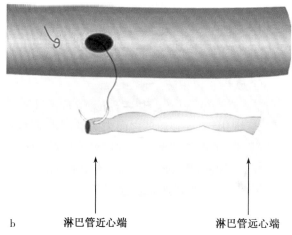

b | 淋巴管近心端 | 淋巴管远心端

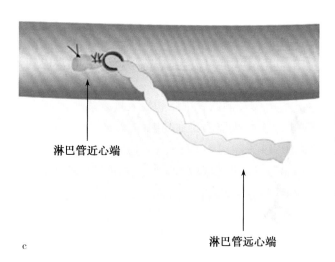

淋巴管近心端

淋巴管远心端

c

图 7-10 淋巴管-静脉端侧套入式吻合示意图

a. 阻断静脉远侧,近部纵向切开,肝素冲洗,由近心端引入 11-0 缝合线,从静脉切开处引出;b. 11-0 缝合线挂上淋巴管远心端的侧壁;c. 从静脉切开处入针,并从上方最初入针处旁引出,拉紧打结;缝合静脉切开处

巴管,结合超声技术,在发现的淋巴管周围发现匹配的浅静脉,大大缩减了手术时间,提高了手术效率;运用此项技术,可以一次完成一个肢体的 4~6 个淋巴管浅淋巴管-静脉吻合术。缺点是荧光显像技术只能显示区域皮下 1cm 厚度以内的 1~2 根浅淋巴管,管径较细、收集区域较小、分流量受限,吻合口较浅,容易受感染、压迫、损伤等因素影响。

2. 腹股沟下淋巴管-静脉吻合术 腹股沟下外上至内下的斜切口。此区域淋巴管是腹股沟下淋巴结的输入淋巴管,是距离躯干手术区最近的淋巴管,解剖位置恒定,数量较多,引流区域几乎涉及全下肢,大隐静脉及其分支能够较好满足区域淋巴管分流需求。该术式更适合妇科手术后继发性下肢淋巴水肿的治疗。

3. 精索淋巴管-静脉吻合术 疝切口,该术适合阴囊淋巴水肿、乳糜尿等疾病的治疗。

4. 髂外淋巴管-静脉吻合术 疝切口,该术适合下肢乳糜反流性淋巴水肿、乳糜尿等疾病的治疗。吻合用的淋巴管选择髂外含乳糜淋巴管的近心端,静脉选择腹壁下静脉的回流端,同时要充分结扎髂外淋巴管的远心端。

5. 腹膜后淋巴管-静脉吻合术 主要适用于乳糜腹、乳糜尿、腹腔乳糜囊肿、下肢乳糜反流等疾病。是该类疾病开腹手术的复合手术。

6. 肱动脉旁深淋巴管-静脉吻合术 切口选择在患肢上臂中部内侧。该组淋巴管位于上臂中部深层,位于肱动静脉、正中神经、桡神经、尺神经周围,解剖位置恒定,数量常在 3~7 支,并易于找到匹配的、有良好瓣膜功能的肱静脉的分支。该术式是北京世纪坛医院淋巴外科探索上肢继发性淋巴水肿治疗开发的术式,列入上肢继发性淋巴水肿治疗路径。

7. 颈段胸导管显微重建手术 切口主要依据淋巴管造影结果,通常选择在左锁骨上。主要适用于胸导管出口梗阻、狭窄的病例,通常该类疾病主要涉及腹腔主要脏器、肺、心脏等,临床主要表现为乳糜回流障碍。该术式的选择,有赖于对相关疾病的良好认知和完善的影像诊断技术。

8. 胸段胸导管回流重建手术 开胸手术,该术式主要适用于胸导管异常反流导致的心、肺淋巴管疾病,如乳糜性心包积液。

需要强调的是单纯的淋巴回流重建,可以一定程度改善淋巴回流,并不能改变淋巴水肿导致的脂肪增生、纤维化、象皮肿和随之而来的淋巴形成增多,因此,淋巴水肿早治疗,可避免上述病理改变的发生。对于已经发生的脂肪增生、纤维化、象皮肿,减容手术可以去除增生的脂肪组织、一定程度上去除部分纤维化组织,更好得改变患肢形态,在此基础上,施行淋巴回流重建手术,可以获得更好的治疗效果。

北京世纪坛医院淋巴外科团队在 30 年间采用淋巴管 - 静脉吻合等术式治疗全身各部位淋巴水肿及各部位乳糜疾病超过 7 000 例,尤其在肢体淋巴水肿,10 年来采用分期手术的方式(一期肢体减容手术、二期淋巴管 - 静脉吻合术)总有效率达 95%,并使恰当分期内的患者获得肢体形态、淋巴管功能的恢复,从而获得治愈。

八、术后处理

1. 淋巴水肿患者需抬高患处,并用弹力绷带适度加压包扎,4 周后可改为佩戴弹力套。下肢淋巴管 - 静脉吻合后需卧床 3 天。

2. 乳糜病患者需根据手术前后乳糜渗漏量变化,决定是否需控制饮食中脂肪摄入量或禁食。

3. 口服阿司匹林 6 个月,静脉输注降纤维蛋白原药物 1 周,每天监测凝血功能。

4. 淋巴管炎早诊断、早用药(抗炎),建议使用抗生素 10~14 天。

5. 定期复诊内容 患肢形态、肿胀程度改变情况,记录并判断发展趋势;绷带系统、弹力袜等压力治疗是否存在问题;饮食、体重管理情况;足部卫生、真菌感染治疗状况;判断是否存在未被察觉、未被及时治疗的感染;治疗预后的判断包括能否摆脱压力治疗、能否被治愈;是否需要继续手术治疗等。定期复查在术后 3 个月、6 个月、1 年、2 年、5 年复诊。定期复查与手术治疗同等重要,可能决定了患者的最终预后。

第八章

显微外科培训的基本方法和
常用操作模型

第一节　显微外科培训的基本方法

　　显微外科培训常规分为以下三个阶段,依次为实验室显微外科操作训练、临床理论培训与手术观摩、临床实践操作。三个阶段应当依次进行,只有在完成了前两个阶段的培训内容后,才具备进行临床实践操作的资质。

一、实验室显微外科操作训练

　　实验室显微外科操作训练多为短期的强化训练,训练时间一般为 1~4 周。这种短期的强化训练首先进行显微外科操作的基础理论培训,让学员了解显微外科的应用领域,掌握显微镜和显微外科器械的正确使用方法,掌握神经和血管的常规吻合方法。理论培训可以采用集中授课、培训教程和教师演示的方式(图 8-1)。第二步进行显微镜和显微外科器械的实际操作培训,该步培训时间较短,一般 1~3 天。主要培训内容是在显微镜下进行纱布或橡胶手套皮片的缝合操作。通过镜下操作,学员能够掌握显微镜的调

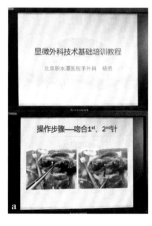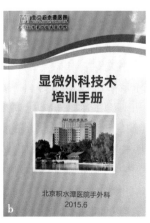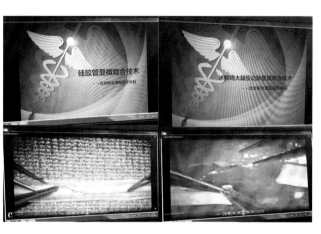

图 8-1　实验室显微外科操作的理论培训
a. 显微外科操作理论培训的课件;b. 培训教程;c. 制作的操作视频

整,熟悉和掌握显微外科器械的正确使用,以及掌握显微缝合的基本步骤。第三步开始进行血管和神经的吻合训练。根据实验室的实际条件,该步培训可以采用活体动物,或冰鲜的动物进行操作。通过该步训练,要求学员熟练掌握血管和神经吻合的步骤、吻合的技巧,并能够处理吻合过程中出现的常见问题。在实际操作的过程中,专人辅导配合操作视频,有助于学员更好地掌握各项操作技术(图8-2)。

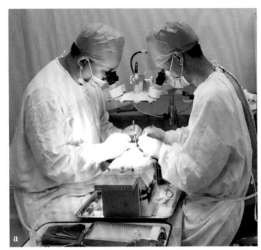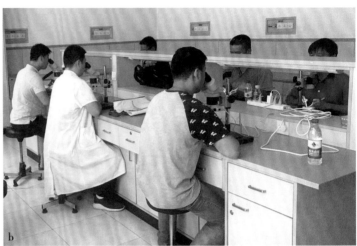

图 8-2　学员在实验室进行显微外科操作训练

a. 吻合鼠尾动脉的操作训练;b. 缝合橡胶手套皮片的操作训练

　　本中心在这个阶段,要求学员脱产学习 1~2 周,操作前会集中进行理论培训,并配发教程。在实验室操作阶段,利用操作视频给学员进行反复的演示,同时定期派教员检查学员的镜下操作情况,并进行示教、指导和答疑。

　　实验室显微外科操作训练需要的条件包括显微镜、显微外科器械、实验室、动物模型和动物饲养员。根据实验室的具体条件,显微镜可以使用台式的体式显微镜、落地式的手术显微镜,包括临床退役的手术显微镜用来进行显微外科培训,放大倍数多选择 10 倍。其中体式显微镜体积小、价格较低,可以放置于桌面,随时进行练习。显微外科器械需要购置整套器械,并做到专人专用。对于具备动物饲养和操作的实验室,可以在动物饲养员和技师的配合下进行活体动物的显微外科训练操作,例如鼠尾动脉、兔耳缘动静脉等。如果不具备上述条件,也可以利用冰鲜的鸡股动脉和鸡翅动脉进行训练。

二、临床理论培训与手术观摩

　　多数学员经过实验室培训,能够顺利掌握显微外科的基本操作。但这只是显微外科成长之路的第一步,距离真正具备独立完成显微外科手术还需进一步培训过程。在临床理论培训和手术观摩阶段,学员首先应当学习和了解不同类型显微外科手术的适应证、相关解剖、操作步骤、操作要点和术后处理。这个阶段的培训主要依靠理论授课、参观手术、参与手术,以及相关专著和教程的学习来完成(图8-3)。

　　我们中心在这个阶段通常会安排 10 节左右的大课内容,讲授显微外科领域的常见疾患和手术治疗方案及方法。同时,安排学员参与相关的显微外科急诊和平诊手术。

　　前两个阶段的培训结束后,在学员独立进行临床实践之前,需要对学员的学习成果进行考核。考核分为镜下操作和理论考试两部分。在镜下操作考核中,要求学员在规定时间内进行显微镜下的缝合操作,考官对显微缝合的数量、质量等方面进行评估;在理论考核中,考官对显微外科相关的理论知识和手术要点进行提问和评分。镜下操作考核有助于了解学员对镜下操作的掌握程度,而理论考核则有助于考察学员对显微外科手术知识全面的掌握情况(图8-4)。对于考核通过的学员,颁发培训合格证书;对于没有通过考核的学员,间隔一段时间后,再次补考。如果还不合格,则不予颁发证书,需要重新培训。

陈山林	2019-9-9	周围神经损伤与病患
王树锋	2019-9-10	臂丛和产瘫的治疗
易传军	2019-9-16	神经缺损与神经移位
李玉成	2019-9-23	显微外科基本原则及手部毁损伤的治疗
张长清	2019-9-24	断肢（指）再植
粟鹏程	2019-9-25	穿支皮瓣
童德迪	2019-10-8	保肢与截肢策略
薛云皓	2019-10-9	功能性游离肌肉移植
a 扬勇	2019-10-14	股前外侧皮瓣的临床应用

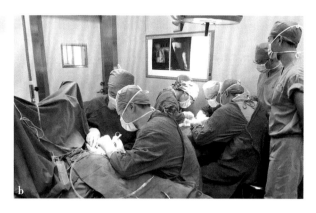

图 8-3 临床理论培训与手术的观摩和参与
a. 显微外科临床理论培训（北京积水潭医院，2019 年度）；b. 学员参与和观摩断臂再植手术

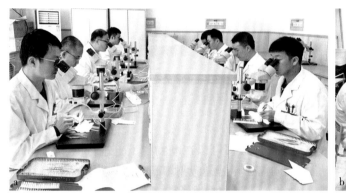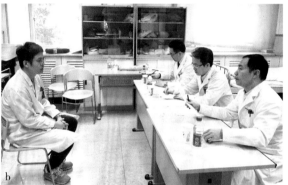

图 8-4 显微外科培训结业考核
a. 学员进行镜下操作考核；b. 考核小组对学员进行理论考核

三、临床实践操作

经过前两个阶段的学习，学员已经从操作技巧、相关外伤和疾患的手术适应证、解剖、术中和术后的处理要点等方面对显微外科有了比较全面的认识。此后，就可以进入临床实践阶段。尽管学员在本阶段已经具备了独立进行显微外科手术的能力，但实践经验仍然不足。针对这种情况，建议在独立手术早期，通过以下两种方式来逐渐熟悉。首先，可以在高年资医生的指导和监督下独立进行手术，尽量降低手术失败的概率。其次，选择相对简单的病例入手，循序渐进，逐渐提高手术的难度。例如，断指再植时，可以先选择创面整齐、离断平面靠近近端的锐性切割离断和电锯离断等单指离断伤，随着经验和技术的成熟，逐步开始多指离断、多平面离断，以及撕脱离断伤等。切取股前外侧皮瓣时，早期选择皮瓣面积相对较小、创面新鲜、受区血管条件好的病例，随着完成病例数量的增加，逐步开始切取巨大皮瓣、超薄皮瓣、分叶皮瓣等来解决复杂创面的覆盖和重建。

早期手术成功率高，对于建立学员良好的自信非常关键。相信经过第三阶段，学员通过临床不断的实践，经验的持续积累，同时定期参加显微外科相关的会议和专项培训班，必定会逐步成长为一名合格的显微外科医生。

第二节 实验室培训常用操作模型

实验室培训是显微外科学员成长为专科医生的第一步，扎实的基本功非常关键。在这一阶段的培训中，我们会用到不同的操作模型。最初的训练主要是非动物模型，例如纱布、橡胶皮片和硅胶管等。

在熟练掌握显微镜、显微外科器械的使用和显微外科的基本技巧后,开始使用动物模型进行进一步的训练。

一、非动物模型

非动物模型最常用的是缝合橡胶皮片上的裂口。这种练习材料可以从厂家购买,自行制作也很简单。将一只检查用的橡胶手套套在培养皿或其他撑开材料上,就可以制成一个方便简易的练习模型(图8-5)。

小的硅胶管可以用来模拟血管吻合口,但多数硅胶管材质较厚,显微缝针容易折弯,对于初学者不是非常适合。也有公司生产专用于显微培训的模型,例如有厂家将硅胶管嵌在质地柔软的橡胶化合物中,让学员模拟将血管从周围软组织中分离,并进行血管吻合。另外,随着虚拟现实(VR)和增强现实(AR)等技术的应用,用虚拟的方法来进行显微外科培训已经逐步开始实现。

但这些非动物模型主要适用于最初的实验室培训,对于显微外科技术的培训,至今仍没有更好的方式能够替代动物模型。

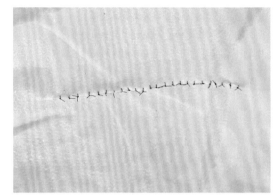

图8-5 学员在镜下缝合的橡胶手套

二、动物模型

在熟练掌握显微镜、显微外科器械,以及镜下的基础操作之后,可以在动物模型上进行动、静脉吻合和神经吻合的训练。常用的动物模型包括兔耳缘动脉和静脉、大鼠颈总动脉和静脉、股动脉,以及鼠尾动脉等。大鼠在麻醉下,仰卧在操作台上,颈动脉、股动脉和鼠尾动脉容易显露,并且这些血管与人体血管从管径到弹性都很近似。此外,大鼠的价格相对比较便宜,容易饲养。在大鼠的血管上可以进行很多技术的练习,包括端端吻合和端侧吻合等。兔耳可作为手指血运重建和再植的模型。大型动物(猫、狗及灵长类动物)可以用于游离组织移植等方面更为复杂的训练和研究。对于不具备动物饲养的培训中心,也可以采用冰鲜的动物模型进行显微外科技术培训,常用的模型包括冰鲜鸡腿的股动脉和股静脉,以及鸡翅中的血管进行练习。这些模型无需麻醉,购买方便,血管显露容易,便于开展显微外科培训工作。

我们中心采用两种动物模型。对于显微外科初学者,我们采用冰鲜鸡腿中的股动脉和股静脉进行镜下操作培训;对于具备一定显微外科基础的专科学员,采用大鼠鼠尾动脉模型培训。

(一)冰鲜鸡腿股动脉模型

训练当天购买冰鲜鸡全腿。股动脉位于股骨内侧,股动脉直径 2~3mm,质地介于人体动脉和静脉之间,适合初学者训练。切除大腿内侧表层的肌肉,显露股动脉、股静脉和神经。股动脉从近端开始切断、吻合,通常可以吻合 8~10 个吻合口(图8-6)。

(二)鼠尾动脉模型

鼠尾动脉位于鼠尾正中的腹侧,位置表浅,显露方便。直径最近端接近 1mm,向远端逐渐变细,适合具备一定显微外科基础的学员进行训练操作。通常选择 250g 左右的 Wistar 大鼠或 SD 大鼠,3% 戊巴比妥纳腹腔注射麻醉,按照 25mg/kg 给药,1 小时左右腹腔半量补药以维持麻醉状态。将大鼠仰卧位固定于操作台,切开并掀起鼠尾腹侧的皮肤后,即可显露位于正中的鼠尾动脉。将动脉游离后,从近端向远端开始进行鼠尾动脉的切断吻合操作(图8-7)。具体操作参见第五章和第六章相关内容。

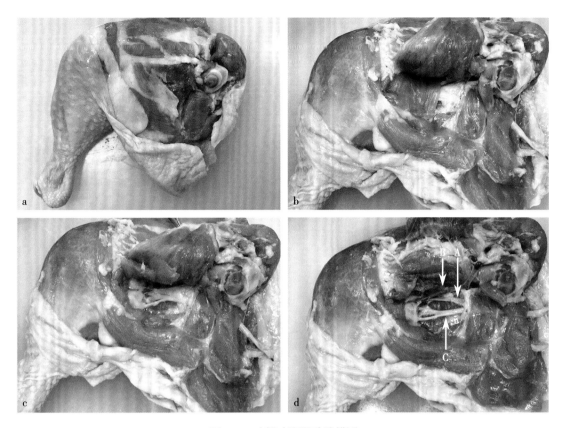

图 8-6 冰鲜鸡腿股动脉模型

a. 冰鲜鸡全腿；b. 掀起大腿内侧浅层肌肉，显露深层肌肉；c. 切除深层横行肌肉，显露股动脉、静脉和神经；d. 箭头 A 所示为股动脉、B 为静脉、C 为神经

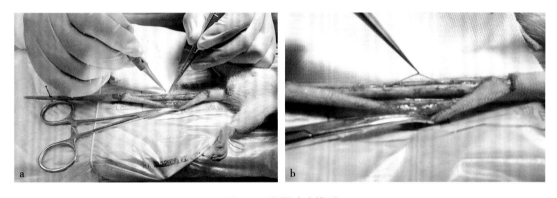

图 8-7 鼠尾动脉模型

a. 切开并掀起鼠尾腹侧皮肤；b. 显露并游离鼠尾动脉

第二篇　临床应用篇

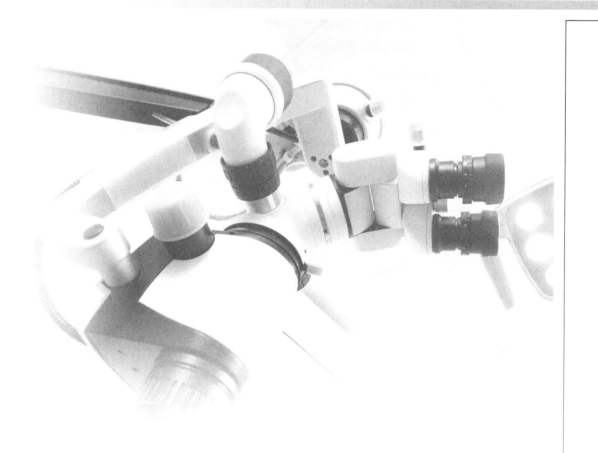

第九章

断 指 再 植

最早报道的不全离断的断指再植手术是在 1962 年, Kleinert 和 Kasdan 成功地再植了一例不全离断的拇指。首例完全离断的断指再植手术是在 1965 年, Komatsu 和 Tamai 为一例拇指掌指关节水平完全离断的患者成功进行了再植手术。之后, 断指再植手术逐渐标准化, 成功率提高到 80% 以上。目前, 多数中心断指再植的成功率均在 90% 以上, 包括很多复杂类型的断指类型, 如撕脱离断、多指离断、多段离断、指端离断, 以及婴幼儿手指离断等, 很多也都获得成功再植的机会。

手指的解剖结构复杂, 主要的结构包括指骨、指伸肌腱和伸肌腱装置、指屈肌腱、指掌侧固有动脉、指固有神经和指背静脉。上述结构在断指再植时均需要依次进行修复。手指掌侧、指屈肌腱位于屈肌腱鞘管内。屈肌腱鞘管两侧为血管神经束, 指掌侧固有动脉位于指固有神经的背外侧。手指背侧, 指背静脉网位于真皮深面的薄层脂肪组织层中, 指伸肌腱和伸肌腱装置位于皮下脂肪组织层的深面 (图 9-1)。

根据离断手指与近端肢体组织的连接情况, 断指分为完全离断和不全离断。完全离断是指离断手指远端和近端手指无任何连接, 或仅以肌腱相连。不全离断是指离断手指远端与近端存在少量皮肤或软组织相连, 远断端无血运 (图 9-2)。当创伤平面仍有较多软组织相连, 尽管指端仍无血运, 此时称为开放骨折伴血管损伤。另一种常用的分类方法是根据受伤机制, 分为切割离断伤、挤压离断伤、撕脱离断伤和毁损离断伤。切割离断伤多见于电锯伤和刀砍伤; 挤压离断伤多见于折弯机伤、裁纸机伤, 以及剪板机伤; 撕脱离断伤多见于滚轮挤压和皮带轮绞伤; 毁损离断伤多见于冲床挤压伤和重物压砸伤等。上述四种类型的离断伤对血管的损伤程度和范围存在差异, 因此再植的难度和成功率不同, 再植条件最好的为切割离断伤, 其次为挤压离断伤, 第三为撕脱离断伤, 再植条件最差的为毁损离断伤 (图 9-3)。

手指离断后, 创面和离断手指的现场处理非常重要。断指的近端创面用无菌敷料或洁净的布类加压包扎止血。离断手指需保存于低温干燥的环境中。通常用较厚的无菌或清洁敷料包裹断指, 放入密闭的塑料袋中, 再搁置于盛有冰块或冰棒的容器内。图 9-4 为一位患者家属保存离断手指的正确方式, 就地取

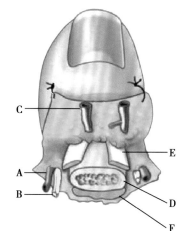

图 9-1 手指的断面解剖
A 为指掌侧固有动脉, B 为指固有神经, C 为指背静脉, D 为指骨, E 为指伸肌腱, F 为指屈肌腱

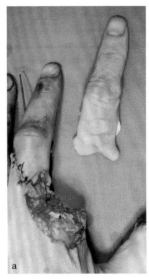
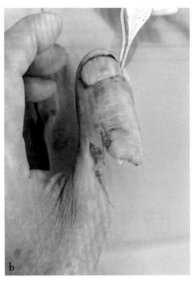

图 9-2 离断手指根据组织连接情况的分类

a. 完全离断;b. 不全离断

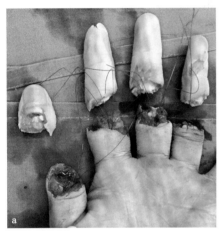
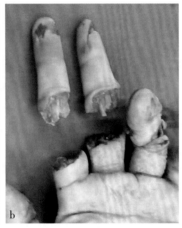
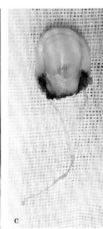
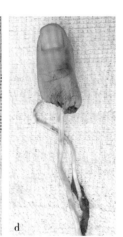

图 9-3 离断手指根据受伤机制的分类

a. 切割离断伤;b. 挤压离断伤;c、d. 撕脱离断伤,可见从近端抽出的肌腱和神经

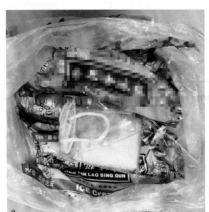
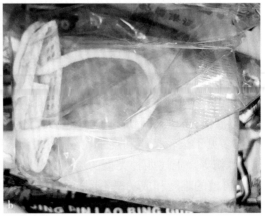

图 9-4 离断手指运输和保存正确的实例

a. 断指周围放置冰棒保持低温环境;b. 较厚的无菌或清洁敷料包裹断指,放入密闭的塑料袋中,避免断指和冰块或冰棒的直接接触

材,达到了低温干燥的保存要求。离断手指运送至医院后,可以将断指标记后放入 4° 冰箱冷藏保存。低温干燥环境保存,可以减缓组织细胞代谢、死亡,以及细菌繁殖的速度。离断的肢体不可与冰块直接接触,避免冻伤。此外,还要避免液体或消毒液等浸泡离断手指,这样会进一步加重组织细胞的损伤。

手术要点

一、手术适应证

1. 全身情况　重要脏器无合并损伤、无严重基础疾病。
2. 年龄因素　年龄小于 60 岁,若身体条件好,可放宽至 70 岁左右。
3. 精神因素　有主观再植的要求,依从性好。
4. 断指条件　断指外观完整,热缺血 6~8 小时以内。

二、具体步骤

基本的修复步骤从内到外,依次为骨骼、肌腱,最后修复血管和神经。具体操作如下(图 9-5):

1. 清创　切除明确失活和污染严重的组织,碘伏(聚维酮碘)和双氧水(过氧化氢溶液)反复冲洗。
2. 辅助切口和标记　断端的两侧各做侧正中切口,长度 1cm 左右,便于显露和修复深部结构。9-0 显微缝线标记双侧指掌侧固有动脉、指固有神经和明显的指背静脉断端。
3. 骨骼的短缩和固定　两断端指骨分别短缩 5mm 左右,可以选择克氏针或钢板螺钉固定。接近指间关节水平的断指,可以指骨短缩后行指间关节融合。指骨短缩有助于血管和神经的无张力修复。
4. 肌腱的修复　指深、浅屈肌腱均应予以修复,采用 4 股中央缝合法或 Kessler 缝合法进行修复;伸肌腱扁平,通常采用连续锁边方式修复。

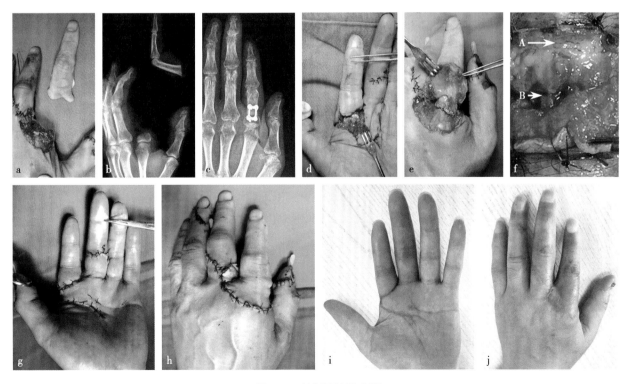

图 9-5　断指再植的步骤

a、b. 示指近节水平离断伤;c. 近节指骨两端共短缩约 10mm,微型钛板和螺钉固定;d. 修复示指指浅屈肌腱和指深屈肌腱;e. 修复指伸肌腱;f. 紧贴真皮层锐性分离指背浅筋膜脂肪层,充分显露指背静脉,箭头 A 所示为紧贴真皮层锐性分离浅筋膜的层次,箭头 B 所示为显露的指背静脉;g、h. 断指再植术后,指端血运良好;i、j. 再植术后 5 个月体位像

5. 血管修复 修复"两动三静",或仅修复优势侧指掌侧固有动脉,即"一动两静"的方式。顺序可以先动后静,也可以先静后动,但初学者建议先动后静顺序吻合。血管的游离和修复在 8~10 倍的显微镜下进行。指掌侧固有动脉位于指屈肌腱鞘管内侧,与指神经伴行,指掌侧固有动脉位于指神经的背外侧。游离并修剪至正常血管结构后,10-0 普理灵缝线修复指掌侧固有动脉。指背静脉的显露有一定困难,可以紧贴真皮层锐性分离指背浅筋膜的脂肪层,将指背静脉保留在浅筋膜内。此后,将皮肤翻折固定后,显露和吻合指背静脉相对容易,显露指背静脉后用 10-0 普理灵缝线修复指背静脉。对于指背静脉条件差的病例,也可以吻合管径细小的掌侧皮下静脉。

6. 指神经修复 双侧指神经充分游离后,9-0 或 10-0 普理灵缝线显微镜下无张力修复。

7. 血管移植 挤压离断伤和撕脱离断伤常伴有长段的血管损伤,清创后指掌侧固有动脉缺损。切取前臂中段掌侧的浅层静脉,倒置后修复指掌侧固有动脉。

8. 创面缝合 皮肤直接缝合,若存在明显的背侧皮肤卡压,可以行指背皮肤的 Z 字成形。皮下留置引流条。

三、术后处理

1. 严密观察血运 术后 24 小时内,每小时观察血运一次;24 小时后,每 2~4 小时观察血运一次。观察内容包括皮肤颜色、皮肤温度、皮肤张力、毛细血管反应时间,此外还可以应用一些检测血运的仪器辅助观察。

2. "三抗"药物 即抗凝药物、抗痉挛药(解痉药物),以及抗生素,常规使用 1 周。

(1) 抗凝药物为低分子右旋糖酐,500ml 静滴,每天一次;或低分子肝素钠注射液,1 支,皮下注射,每天一次。

(2) 解痉药物为罂粟碱,30~60mg 肌注或微量泵泵入,每 6 小时一次。1 周后,药量减半,使用 3 天左右停药。

(3) 常规静脉抗生素。

3. 补充血容量 5% 葡萄糖氯化钠 500ml 和林格液 500ml,每天一次,使用 1 周。

4. 术后镇痛 术后口服或肌注止痛药物,避免疼痛造成血管痉挛。

5. 适宜的温度 术后常规使用烤灯,保证患肢周围温暖恒定的温度。

6. 术后制动 术后严格卧床 7~10 天,患肢制动 4~6 周。

7. 合理换药 为了减少对血管不必要的刺激,若术后渗血量不多,可以 3~5 天换药一次;若渗血量较多,则需要经常换药。换药时可以用温盐水将敷料润湿后更换,并尽量减少肢体的搬动。

8. 严格护理 口服乳果糖,避免便秘;老年人注意更换体位,防止压疮等。

第十章

断 肢 再 植

1962 年，Malt 和 McKhann 为一位 12 岁的男孩成功地进行了上臂平面的断肢再植手术，开创了断肢再植的临床应用。1963 年，陈中伟团队和 Inoue 团队分别成功地完成了前臂平面的断肢再植。此后，断肢再植技术不断完善和规范化，成功率不断提高。

肢体离断是非常严重的创伤，如果不能得到及时合理的救治，患者不但会丧失离断的肢体，甚至可能危及生命。断肢的分类类似于断指，根据肢体的连接情况可以分为完全离断和不全离断；根据受伤机制可以分为切割离断伤、挤压离断伤、撕脱离断伤和毁损离断伤。此外，肢体不同于手指，存在大量的肌肉组织。因此，根据肢体离断平面，可以分为远端肢体离断和近端肢体离断。以上肢为例，远端肢体离断是指离断平面位于前臂中段以远，包括断掌、断腕和前臂远端离断伤，该型离断肢体的肌肉含量较少。近端肢体离断伤是指离断平面位于前臂中段的近端，包括前臂近段离断、肘关节离断、断臂和肩关节离断伤，该型离断肢体含有丰富的肌肉组织，因此在再植适应证、手术方案和术后处理等方面与远端肢体离断再植有所不同。

总体而言，近端肢体离断再植，术前应当对全身情况和肢体情况进行更加严格的评估，术前和术中需要输血纠正血容量不足；术中需要对离断肢体进行预防性切开减张，并尽可能早地完成离断肢体的通血；术后要预防通血后离断肢体中大量毒素入血可能导致的其他重要器官损伤等。

手术要点

一、手术适应证

1. 全身情况　重要脏器无合并损伤、无严重基础疾病。
2. 年龄因素　年龄小于 60 岁。
3. 精神因素　有主观再植的要求，依从性好。
4. 断肢条件　肢体外观完整，热缺血 6 小时以内。

二、手术禁忌证

1. 合并其他严重外伤或基础性疾病；或年龄超过 60 岁。

2. 离断肢体毁损。

3. 热缺血时间过长,尤其是近端肢体离断病例,热缺血时间超过 6~8 小时。

4. 已经出现严重的肌肉缺血   表现为离断平面位于肘关节近端时,手指被动活动僵硬;离断平面位于肘关节远端时,拇指被动活动僵硬。

5. 上臂近端平面或肩关节平面离断时,臂丛根性撕脱伤。

三、术前准备和麻醉

1. 离断肢体送至急诊室后,4℃冷藏保存。

2. 完成基本的术前检查,并充分备血。

3. 建立静脉通路。

4. 导尿并留置尿管。

5. 根据肢体的离断平面和患者年龄,选择局域阻滞麻醉置管或全身麻醉。

四、具体步骤

在患者进入手术室开始麻醉的同时,一组医生可以开始对离断肢体进行准备工作。包括清创、神经血管的标记,以及预防性的切口减张等。

基本的修复步骤从内到外,依次为骨骼、肌肉和肌腱、血管和神经,以及创面覆盖。分别以断腕和断臂再植为例,介绍远端和近端肢体离断再植的具体操作步骤:

(一) 远端肢体离断再植

1. 清创和标记   切除明确失活和污染严重的组织,碘伏和双氧水反复冲洗 2 遍。7-0 显微缝线标记桡动脉、尺动脉、头静脉、腕背静脉、正中神经和尺神经。

2. 骨骼的短缩和固定   腕关节水平离断时,若腕中关节尚完整,可以近排腕骨切除,交叉克氏针固定;若关节面毁损,则切除近排腕骨后,行腕关节融合钢板固定。前臂远端离断时,尺桡骨两断端分别短缩 2~3cm,并用钢板螺钉坚强固定。近排腕骨切除或骨骼短缩的主要目的是保证血管和神经的直接修复,前臂 4~5cm 的短缩,从外观和功能上是可以接受的。

3. 肌腱修复   分别修复掌侧和背侧屈肌腱和伸肌腱。

4. 血管修复   为了尽早恢复离断肢体的血供,建议修复顺序为先动后静。可以首先修复桡动脉、尺动脉中条件较好的一根,肢体通血后,迅速开始修复静脉,最后再修复另外一根动脉。断肢静脉应尽可能多地修复,以减少术后肢体的肿胀。血管的修复均应在显微镜下进行。

5. 神经修复   正中神经、尺神经和桡神经充分游离后,显微镜下无张力修复。

6. 创面缝合   皮肤直接缝合,皮下留置引流条(图 10-1)。

(二) 近端肢体离断再植

1. 清创和标记   切除明确失活和污染严重的组织,碘伏和双氧水反复冲洗 2 遍。7-0 显微缝线标记肱动脉、伴行静脉、头静脉、贵要静脉、正中神经、尺神经和桡神经。

2. 离断肢体预防性切开减张   离断肢体掌侧做 S 形切口,切开深筋膜,同时切开肘管和腕管。前臂背侧做纵行切口,完整切开背侧的深筋膜。

3. 骨骼的短缩和固定   肱骨两断端分别短缩 2~3cm,并用钢板螺钉坚强固定。短缩后,确保神经和血管能够直接修复。上臂短缩 6~8cm,外观和功能能够接受。另外,由于短缩后骨性解剖标记不明显,应避免出现旋转和成角畸形。

4. 肌腱和肌肉的修复   修复肱肌、肱二头肌和肱三头肌的肌肉和腱性部分。

5. 血管修复   术中需要尽早完成离断肢体的通血,以减少肌肉和神经的损伤,因此修复顺序为先动后静。修复肱动脉,肢体通血后,保持远端肢体渗血 5 分钟左右,将远端肢体中积聚的代谢产物排出。此后,迅速开始修复静脉。断肢静脉尽可能多地修复,除修复浅筋膜中的头静脉、贵要静脉等粗大静脉外,还需要修复肱动脉的伴行静脉,以减少术后肢体的肿胀。血管的修复均应在显微镜下进行。

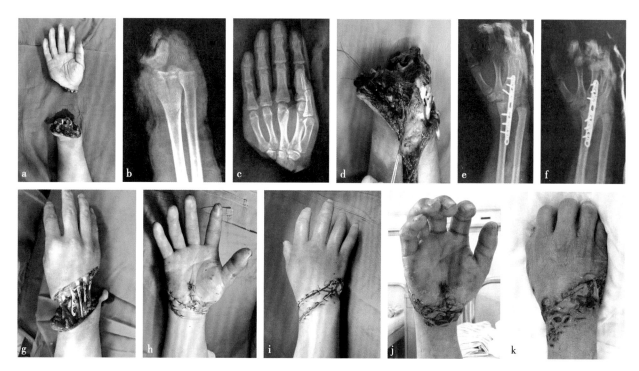

图 10-1 远端肢体离断再植

a~c. 腕关节完全离断；d. 清创，分别标记动脉、静脉、神经和肌腱；e、f. 近排腕骨切除后，全腕关节融合；g. 分别修复屈指屈拇和伸指伸拇肌腱；h、i. 吻合桡动脉、尺动脉、头静脉和另外 2 根腕背皮下粗大静脉；j、k. 断腕再植术后 2 周体位像

6. 肌肉再次评估　通血后再次评估肌肉的活性，对于明确坏死的肌肉进行切除，避免术后出现的局部和全身并发症。

7. 神经修复　正中神经、尺神经和桡神经充分游离后，显微镜下无张力修复。尺神经修复同时移位至肘前。

8. 创面缝合　创面皮肤直接缝合，皮下留置引流条（图 10-2）。

五、术后处理

远端离断肢体的肌肉组织较少，术后的处理原则和断指再植类似。具体术后处理参见第九章内容。近端离断肢体的肌肉组织较多，再通血后肌肉的坏死和代谢产物，以及全身血容量的变化较大，如果条件允许，应当术后将患者转入 ICU 病房。在监测肢体血运的同时，对其他重要器官，尤其肾脏的功能，也进行密切的监测。等待全身情况稳定之后，再转回普通病房。

（一）全身情况的监测和处理

1. 补液、输血、调整电解质和维持酸碱平衡　每天常规静脉补液 1 000~1 500ml。根据化验结果，维持体内的血容量、电解质和酸碱平衡。

2. 重要器官功能的监测　再灌注后，血钾升高可以导致心动过速和呼吸急促，需要调整血钾，个别难于纠正的患者，甚至需要截肢处理。红棕色的尿液为肌红蛋白尿，在维持尿量为 100~150ml/h 的同时，需要碱化尿液并给予 20% 甘露醇以保护肾脏功能。

（二）肢体血运的监测和处理

1. 观察血运　术后 24 小时内，每小时观察血运一次；24 小时后，每 2~4 小时观察血运一次。

2. 石膏制动患肢，严格卧床 10 天。

3. 保暖　持续烤灯照射，60W，距离患肢 30cm。

4. 解痉　罂粟碱 60mg，每 6 小时一次，肌注或持续微量泵泵入；7 天后，半量；术后 10 天后停药。

5. 抗凝　低分子肝素钠（齐征），2 500IU，每天一次，皮下注射 7 天。

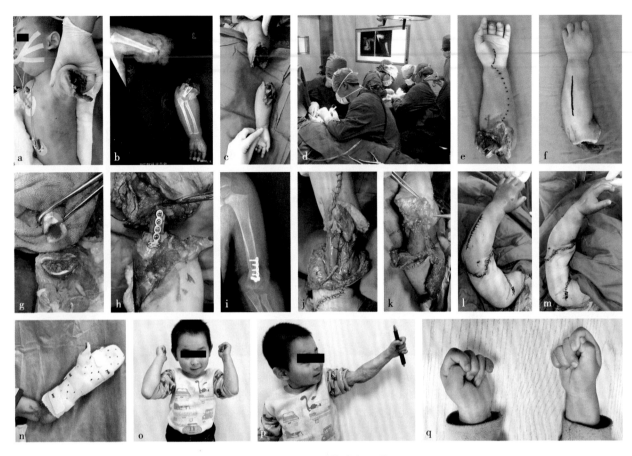

图 10-2 近端肢体离断再植

a~c. 上臂离断伤；d. 分组分别对离断肢体的远、近端进行清创和标记；e、f. 前臂掌侧和背侧分别进行切开减张，切开深筋膜，以及腕管和肘管；g~i. 肱骨断端分别短缩，钛板和螺钉坚强内固定；j、k. 分别修复肱肌、肱二头肌和肱三头肌的肌肉和腱性部分；l、m. 显微镜下吻合肱动脉、伴行静脉、头静脉、贵要静脉；n. 术后 2 个月患指出现屈指动作，术后 3 个月出现轻度手指屈曲挛缩，佩戴支具进行纠正；o~q. 断臂再植术后 17 个月体位像，患儿肢体功能获得了较好的恢复

6. 抗生素　常规静脉使用抗生素 5~7 天。

7. 术后 5 天换药，拔除引流条。

（三）肢体康复

1. 早期被动活动　肢体血运稳定后，可以开始肢体的被动活动。

2. 肢体可能出现屈曲挛缩，需要康复师或利用支具进行早期干预。

3. 神经重新支配肌肉后，开始主动的关节活动。

第十一章

踇甲皮瓣

拇指重建需要兼顾外观和功能两个方面。拇指的重建方式很多,包括虎口加深、骨皮管成形、复合皮瓣移植、示指拇化、足趾移植和踇甲皮瓣等。足趾具备趾甲,外观相对接近手指,因此是拇指再造中最常用的术式。

19世纪末,Nicoladoni历时4周,通过分阶段和带蒂转位的方式,将足趾移位至手指。1966年,杨东岳首先成功完成第二足趾游离移植重建拇指,真正开启了足趾移位至手指的时代。1968年,Cobbett将足踇趾移位重建拇指。此后,Buncke、O'Brien、魏福全等也分别报道了再造拇指的成功病例。目前,足趾移位仍然是再造拇指的首选术式。

1980年,Morrison利用足踇趾趾甲、踇趾皮瓣和传统的骨移植来重建拇指,术后获得了非常满意的外观。但该术式的缺点是牺牲了指间关节的活动度。尽管如此,由于踇甲皮瓣在再造拇指的外观和功能上取得了良好的效果,目前该术式在临床上应用广泛,尤其适合拇指脱套伤和掌指关节水平以远的拇指缺损(图11-1)。

踇甲皮瓣的血供体系主要由浅筋膜中的深层静脉和足背动脉-跖背动脉-趾底动脉构成。足背浅筋膜中的静脉由深、浅两个静脉网构成,浅筋膜中深层静脉网为趾背静脉-足背静脉-大隐静脉,构成踇甲皮瓣的回流系统;而浅筋膜中浅层静脉网通常需要保留在足背的皮肤中。踇甲皮瓣的动脉血供主要来自

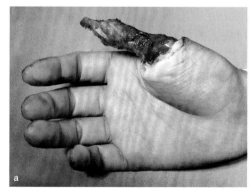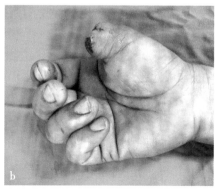

图11-1　踇甲皮瓣的最佳适应证

a. 拇指脱套伤;b. 拇指近节水平缺损

于足背动脉 - 跖背动脉 - 趾底动脉系统,足背动脉是胫前动脉的延伸,足背动脉向远端移行为第一跖背动脉。第一跖背动脉从深面绕过第一背侧骨间肌起点后,走行于第一跖骨和第一背侧骨间肌之间,并逐渐浅出。距离趾蹼缘 1~2cm 水平,第一跖背动脉与第一趾底总动脉汇成踇趾和第二趾的趾底动脉。根据第一跖背动脉在跖骨间隙中走行的层次,Gilbert(1976 年)将第一跖背动脉分为三型,Ⅰ型跖背动脉走行于第一背侧骨间肌表面或浅层;Ⅱ型跖背动脉位置较深,走行于骨间肌之间;Ⅲ型跖背动脉细小或缺如,需切开足底皮肤,改用跖底动脉系统进行踇甲皮瓣的供血(图 11-2)。

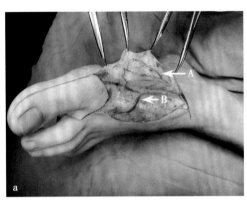 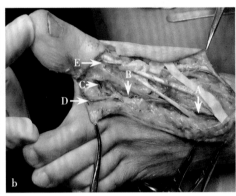

图 11-2　踇甲皮瓣的血供

a. 踇甲皮瓣的静脉回流为浅筋膜中的深层静脉(箭头 B),即趾背静脉 - 足背静脉 - 大隐静脉。浅筋膜中的浅层静脉(箭头 A)通常保留在掀起的足背皮瓣中;b. 踇甲皮瓣的动脉血供为足背动脉(箭头 A) - 第一跖背动脉(箭头 B) - 踇趾趾底动脉(箭头 C),箭头 D 所示为趾蹼间静脉,箭头 E 所示为趾背静脉

手术要点

一、手术指征

1. 拇指脱套伤。
2. 掌指关节水平以远的拇指缺损。

二、具体步骤

1. 切口　切取同侧踇甲皮瓣,将血管神经蒂放置于再造拇指尺侧,再造拇指外观好,同时重建了拇指尺侧的感觉。根据拇指缺损的范围,设计踇甲皮瓣的皮肤切口。胫侧皮条宽度 15mm 左右,皮条可以适当靠近趾底,该皮条耐磨并存在正常感觉,有助于减少对供区功能的影响。

2. 静脉　从远端向近端显露。首先切开远端的足背皮肤,真皮下剥离皮瓣,显露趾背静脉。继续向近端切开皮肤,在浅筋膜深层静脉网的浅层向两侧掀起足背皮瓣,将细小的浅层静脉保留在足背的皮肤中,并仔细结扎切断二者间的交通支。完整暴露踇甲皮瓣的静脉回流系统后,结扎并切断各分支,从趾背静脉游离全大隐静脉,牵开备用。

3. 动脉　通常从近端向远端显露。牵开位于踇长伸肌腓侧的踇短伸肌,即可显露其深面的足背动脉。沿足背动脉 - 跖背动脉 - 趾底动脉向远端分离,沿途的分支包括弓状动脉、足底深支、跖背动脉发出的皮支和肌支,以及趾背动脉。距离趾蹼缘 1~2cm 水平,第一跖背动脉与第一趾底总动脉汇成踇趾和第二趾的趾底动脉。若跖背动脉的走行判断困难时,也可以从趾蹼处由远端向近端进行分离。完整显露并游离足背动脉 - 跖背动脉 - 踇趾趾底动脉系统,并结扎各主要分支。常规需要结扎的动脉分支包括:弓状动脉、足底深支、第二足趾趾底分支、第一趾底总动脉,以及踇横动脉。若跖背动脉为Ⅲ型,则需要纵行切开足底皮肤,改用腓侧的跖底动脉 - 趾底动脉供血系统。

4. 踇甲皮瓣的剥离　首先剥离踇侧甲皮瓣,注意将胫侧趾底的血管神经束保留在胫侧的皮条内。于蹬趾屈肌腱鞘管的浅层掀起跖侧蹬甲皮瓣,直至腓侧甲缘。掀起过程中需要结扎位于近节趾骨的蹬横动脉,游离腓侧蹬神经并切断标记。此后,剥离背侧甲皮瓣。先剥离背侧的近端部分,直至蹬长伸肌腱止点,注意将趾背静脉完整保留在甲皮瓣中;背侧远端部分剥离时,紧贴趾骨骨膜用骨膜起子从胫侧剥离甲床及甲基质。剥离至趾甲腓侧后,咬骨钳于屈肌腱、伸肌腱止点的远端切断远节趾骨,完整剥离蹬甲皮瓣。通常情况下,由于血管痉挛,需要用温热盐水纱布湿敷蹬甲皮瓣,待蹬甲皮瓣红润后,再结扎并切断足背动脉和大隐静脉,完全切取蹬甲皮瓣。

5. 供区处理 胫侧皮条充分游离,移位至趾底后缝合固定,同时覆盖外露的趾骨远端。其余的创面切取对侧腹股沟或取髂骨区域的全厚皮片游离移植,打包固定。

6. 受区处理 拇指脱套伤患者,切除远节指骨爪粗隆即可;拇指缺损患者,需要切取对侧髂骨条植骨。拇指残端尺侧的指神经游离并标记备用。血管吻合部位位于鼻烟窝,充分显露头静脉和桡动脉腕背支。

7. 蹬甲皮瓣的固定和血管神经的吻合 蹬甲皮瓣摆放在轻度旋前的位置,并缝合固定,便于拇、示指对捏。血管蒂经皮下隧道引至鼻烟窝处。蹬甲皮瓣腓侧的趾神经和拇指尺侧的指神经端端吻合。血管首先吻合动脉,即足背动脉与桡动脉腕背支吻合,明确大隐静脉回血后,将大隐静脉与头静脉吻合。所有神经血管的吻合均在放大 8~10 倍的显微镜下进行,9-0 普理灵缝线吻合。

8. 切口内放置引流条,松软敷料包扎,石膏固定患肢(图 11-3,图 11-4)。

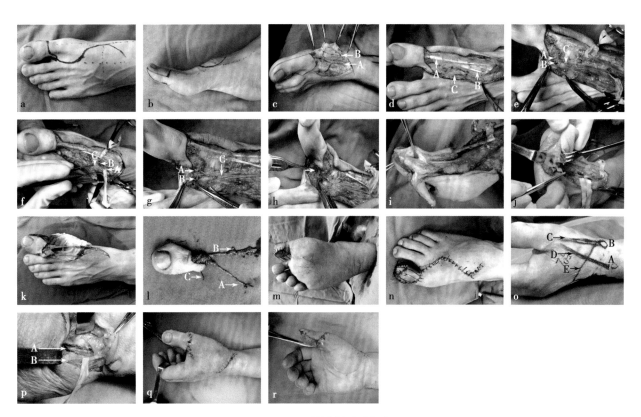

图 11-3 蹬甲皮瓣再造拇指

a、b. 术前依据拇指缺损设计蹬甲皮瓣的皮肤切口,胫侧皮条宽度至少 1cm;c. 掀起足背皮肤,显露浅筋膜中的深层静脉(箭头 A),而浅筋膜中的浅层静脉(箭头 B)保留在足背皮瓣中;d. 显露足背动脉 - 趾背动脉(箭头 C),A 和 B 所示分别为蹬长伸肌腱和蹬短伸肌腱;e. 全程显露足背动脉 - 趾背动脉(箭头 C)趾底动脉(箭头 A),箭头 B 所示为第二趾趾底动脉;f. 结扎并切断足底深支(箭头 B),A 为足背动脉,C 为趾背动脉;g. 结扎并切断二趾的趾底动脉(箭头 B),A 为蹬趾趾底动脉,C 为趾背动脉;h. 游离趾固有神经;i. 剥离背侧蹬甲皮瓣;j. 剥离掌侧蹬甲皮瓣;k. 蹬甲皮瓣完整剥离后,温盐水纱布湿敷,直至血管解痉,甲皮瓣颜色红润;l. 切取蹬甲皮瓣,箭头 A 为动脉,B 为静脉,C 为趾底神经;m. 将胫侧皮条移位至趾底,并缝合固定;n. 其余供区创面,取对侧腹股沟或取髂骨区域的全厚皮片游离移植;o. 血管的吻合部位在解剖鼻烟窝,A 为 Lister 结节,B 为桡骨茎突,箭头 C 和 D 分别为拇短伸肌腱和拇长伸肌腱,箭头 E 为皮肤切口;p. 箭头 A 所示为鼻烟窝处的桡动脉背侧支,箭头 B 所示为头静脉;q、r. 为拇指再造术后的体位像

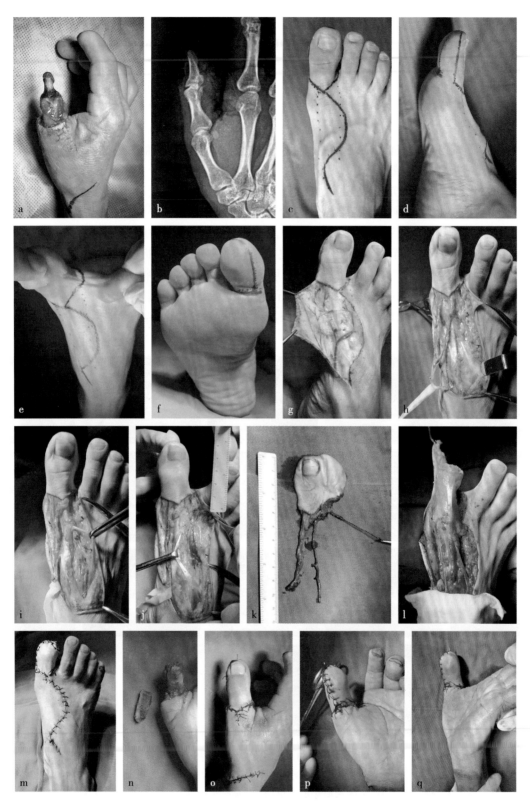

图 11-4 姆甲皮瓣再造拇指

a、b. 拇指脱套伤,清创后 8 天;c~f. 术前依据拇指的缺损设计姆甲皮瓣的皮肤切口,依次为背侧、胫侧、趾蹼和跖侧切口,胫侧皮条宽 15mm;g. 掀起足背皮肤,显露浅筋膜中的深层静脉,浅筋膜中的浅层静脉保留在足背皮瓣中;h. 牵开静脉,暴露深面的姆长伸肌腱和姆短伸肌腱;i. 全程切开姆短伸肌腱并牵开,显露足背动脉 - 跖背动脉;j. 跖背动脉距离趾蹼 2cm 处,与第一趾底总动脉汇成姆趾和第二足趾的趾底动脉;k. 结扎并切断血管分支,完整切取姆甲皮瓣;l. 姆甲皮瓣切除后供区外观,除远节趾骨远端有骨面暴露外,其余深部组织均有良好的软组织覆盖;m. 胫侧皮条移位至趾底,并翻折覆盖远节趾骨外露部分,其余创面取全厚皮片移植覆盖;n. 切除拇指远节指骨远端的坏死部分,取髂骨条移植;o~q. 拇指再造术后的体位像

三、术后处理

1. 严格卧床,患肢制动,烤灯持续照射,术后 5 天拔除引流条。
2. 常规使用解痉药物、抗凝药物和抗生素,具体处理详见第五章的相关内容。

第十二章

游离第二足趾

　　游离第二足趾移植主要用于拇指再造和手指再造。第二足趾切取后,足部供区功能影响小,对于拇指掌指关节以近平面的缺损和手指不同程度的缺损,游离第二足趾移植均是合理的治疗方案。

　　1966 年,杨东岳最早报道了游离第二足趾移植的手术方案。此后,各种形式的足趾移植手术在临床上不断地被开发和实践。足趾移植再造手指的方式包括:双足第二足趾移植再造多个手指,第二、三足趾同时移植,第三、四足趾同时移植,第三足趾移植等。随着显微外科技术的进展和局部解剖的深入研究,远节手指重建,包括带血供的甲床移植、指腹侧方瓣移植、趾甲皮瓣移植和部分足趾移植也在临床上得到开展。

　　第二足趾的血供由跖侧和背侧两套系统构成。游离第二足趾移植时,供血系统为足背动脉 - 跖背动脉 - 趾底动脉,回流系统为趾背静脉 - 足背静脉 - 大隐静脉(图 12-1)。

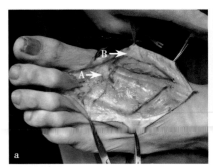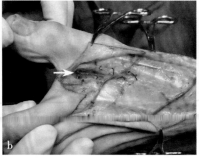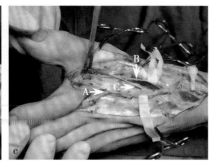

图 12-1　游离第二足趾的供血系统

a. 箭头 A 所示为游离第二足趾的静脉回流系统,即趾背静脉 - 足背静脉 - 大隐静脉,箭头 B 所示为浅筋膜中的浅层静脉网;b. 箭头所示为游离第二足趾动脉供血系统,即足背动脉 - 跖背动脉 - 趾底动脉;c. 完整游离第二足趾的供血系统,箭头 A 为静脉系统,箭头 B 为动脉系统,箭头 C 为腓深神经

手术要点

一、手术指征

1. 不同程度的手指缺损。

2. 掌指关节以近平面的拇指缺损。

3. 小儿拇指缺损。

二、具体步骤

利用游离第二足趾行手指再造时,不同平面手指缺损的重建方式存在差异。大体上可以分为手指平面再造和手掌平面再造。手指平面再造患者,掌指关节完整,再造时无需切取跖趾关节;手掌平面再造患者,掌指关节缺损,再造时需要切取跖趾关节,以更好地重建手指的长度和活动度。

（一）手指平面再造

1. 受区　拇、示指再造时,第二足趾血管蒂在鼻烟窝处分别与桡动脉背侧支和头静脉吻合;2~5 指再造时,动脉在手掌部位与指掌侧总动脉吻合,静脉在手背与掌背静脉吻合。

（1）指端切口:纵行矢状面切口。

1）指伸肌腱:伸肌腱残端向近端充分游离,直至牵拉时肌腱有滑动。

2）指骨骨端:切除指骨硬化端,开通髓腔。

（2）掌侧切口:与指端切口延续的锯齿状切口,至手掌中部。

1）指屈肌腱:在手掌部位显露指深屈肌腱,分别向远、近端游离,直至向远端牵拉肌腱时断端滑动 >2cm。

2）指掌侧总动脉:显露并游离指掌侧总动脉和指总神经,并向远端游离。

3）指神经:向远端充分显露指神经,直至最远端的神经瘤部位,切除神经瘤,标记备用。

（3）背侧切口:手背沿静脉走行纵行切口,游离掌背静脉备用。

2. 供区

（1）切口

1）足趾背侧切口:大 V 形切口,起点位于近节趾骨的截骨平面,顶点位于近端 3~4cm 处。

2）两侧方切口:在踇趾腓侧和第三趾侧胫侧,切口远端可至足趾的侧方中段水平。

3）足趾跖侧切口:小 V 形切口,长度 2cm。

4）足背切口:S 形切口,至跖跗关节近端 2cm 水平。

（2）静脉:从远端向近端,游离趾背静脉 - 足背静脉,至跖跗关节近端 2cm 水平。

（3）动脉:牵开踇短伸肌腱,游离足背动脉 - 跖背动脉 - 趾底动脉系统,近端至跖跗关节近端 2cm 水平。详细解剖参见第十一章踇甲皮瓣中的相关内容。

（4）神经:切开跖侧 V 形切口,显露位于跖骨头间横韧带深面的腓侧趾神经,标记并切断备用。

（5）趾伸肌腱:从腓侧显露第二趾的趾伸肌腱,尽量向近端游离后切断,过长的趾伸肌腱可以移植用于趾屈肌腱的修复。

（6）骨与关节:将趾伸肌腱向近端掀起,直至近节趾骨的截骨平面,根据重建所需手指长度截断近节趾骨。

（7）趾屈肌腱:从跖侧 V 形皮瓣深面显露趾屈肌腱,尽量靠近近端水平切断备用。

3. 重建和吻合的顺序依次为　固定骨端,重建伸肌腱,重建屈肌腱,缝合神经,吻合动脉,吻合静脉,关闭创面。第二趾供区直接缝合,或取全厚皮片植皮,打包固定。手部切口内放置引流条,松软敷料包扎,石膏固定患肢(图 12-2,图 12-3)。

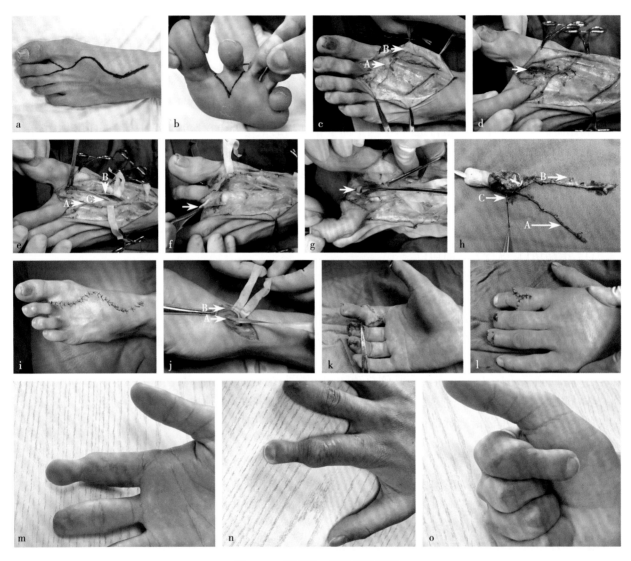

图 12-2　游离第二足趾再造示指

a、b. 第二足趾移植再造示指的皮肤切口设计；c. 掀起足背皮瓣，显露趾背静脉 - 足背静脉 - 大隐静脉系统（A），同时将浅筋膜中的浅层静脉网（B）保留于足背皮瓣内；d. 暴露足背动脉 - 跖背动脉 - 趾底动脉（箭头）；e. 将动脉（B）和静脉（A）完全游离后，分别牵开备用，C 为腓深神经；f. 切断趾长伸肌腱，自跖趾关节水平（箭头）切开关节囊、侧副韧带和掌板；g. 切断趾屈肌腱（箭头）备用；h. 观察血运稳定后，切取第二足趾，箭头 A、B、C 分别为动脉、静脉和神经；i. 供区直接关闭；j. 受区显露桡动脉背侧支（A）和头静脉（B），并通过皮下隧道将足背动脉和大隐静脉引至鼻烟窝；k、l. 依次固定骨端、修复肌腱、神经和血管，术后即刻外观；m~o. 术后 1 年的外观和功能

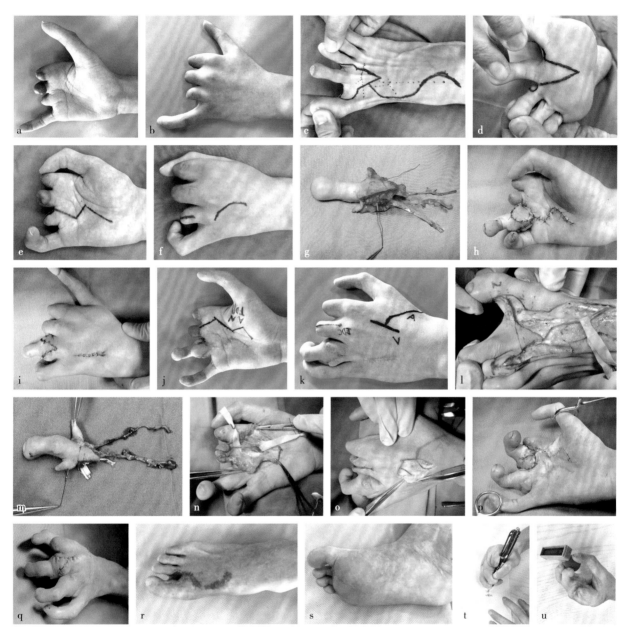

图 12-3 双侧游离第二足趾再造中、环指

a、b. 示、中、环指近节水平缺损；c、d. 一期取对侧第二足趾移植再造环指，足部的皮肤切口设计；e、f. 受区的皮肤切口设计；g. 完整切取对侧第二足趾；h、i. 环指再造术后即刻外观；j、k. 二期切取同侧第二足趾再造中指，受区切口设计；l、m. 完整切取同侧第二足趾；n、o. 受区掌侧和背侧切口内游离肌腱、神经、动脉和静脉备用；p、q. 中指再造术后即刻外观；r、s. 术后 6 个月供区随访时外观；t、u. 术后 6 个月再造手指的外观和功能

（二）手掌平面再造

手掌平面手指再造的切取步骤和手指平面类似，该型特点如下：

1. 手掌平面缺损，多为 2~5 指缺损，可以选择重建环指和小指或重建中指和环指，两个相邻手指的再造有助于增加三指对捏的力量和稳定性。

2. 游离的第二足趾需包括跖趾关节，以增加再造手指的长度和活动度。

3. 跖骨斜行截骨，有助于改善跖趾关节过伸的形态。

4. 第二足趾切取时，需要带第一足趾和第三足趾较多的皮肤，用于覆盖血管蒂。

5. 掌侧切口长需要延伸至腕部，用于显露指屈肌腱和神经的近断端。

6. 神经和指屈肌腱多需要移植修复（图 12-4，图 12-5）。

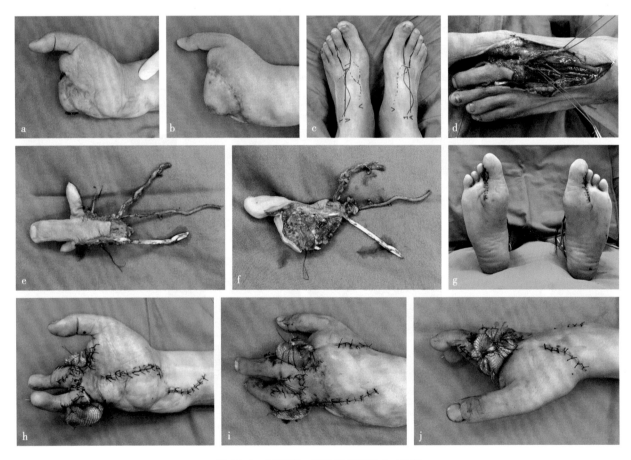

图 12-4　双侧第二足趾移植再造中、环指

a、b. 手掌平面 2~5 指缺损；c. 双侧第二足趾移植的皮肤切口设计；d~f. 第二跖骨平面截骨，切取双侧第二足趾；g. 双侧供区术后即刻外观；h~j. 中、环指再造术后即刻外观

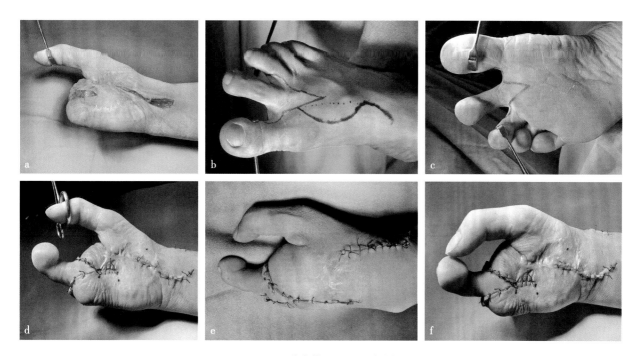

图 12-5　游离第二足趾再造中指

a. 手掌平面 2~5 指缺损；b、c. 对侧第二足趾的切口设计；d~f. 中指再造术后即刻外观

三、术后处理

1. 严格卧床，患肢制动，烤灯持续照射，术后 5 天拔除引流条。
2. 常规使用解痉药物、抗凝药物和抗生素，具体见第五章的相关内容。
3. 第二足趾再造手指后，二期需要进行修整，以进一步改善再造手指的外观和功能。

第十三章

股前外侧皮瓣

股前外侧皮瓣(anterolateral thigh flap,ALTF)是目前临床上最常用的游离皮瓣之一。我国学者在股前外侧皮瓣的临床应用和基础研究中做了大量原创性的工作。1984年,宋业光等在《英国整形外科杂志》,罗力生等在《第一军医大学学报》分别发表了股前外侧皮瓣的临床应用研究。1984年,徐达传在《临床应用解剖学杂志》报道了股前外侧皮瓣的解剖学研究。20世纪90年代,随着更大宗病例的报道和穿支皮瓣概念的引入,股前外侧皮瓣在临床上得到了进一步认可和推广。目前,股前外侧皮瓣是最为常用的皮瓣之一,该皮瓣广泛应用于创伤和修复重建领域,因此也被称为"万能皮瓣"。

股前外侧皮瓣血供来源于旋股外侧动脉降支所发出的肌皮穿支(少数来源于肌间隙穿支)。股深动脉发出旋股外侧动脉后,旋股外侧动脉很快分出升支、横支和降支。升支进入臀小肌,横支进入阔筋膜张肌,降支位于股直肌和股中间肌之间,向远端和外侧走行,沿途发出多个肌皮穿支,穿经股外侧肌和阔筋膜,营养大腿前外侧皮肤。其中最为恒定的穿支称为第一肌皮穿支,位于髂前上棘和髌骨外上角连线中点处。第一肌皮穿支近端的穿支为高位穿支,第一肌皮穿支远端的穿支依次为第二和第三穿支。股前外侧皮瓣的皮穿支多数为肌皮穿支(87%);少数为肌间隙穿支(13%)。通常第一、第二和第三穿支均从旋股外侧动脉降支发出,但部分高位穿支可能自横支和降支的分叉部位,该部分高位穿支被称为斜支,出现概率约12%。旋股外侧动脉降支起始处的血管直径为2.2~4.0mm,血管蒂长度6~15cm,高位穿支血管蒂短,远位穿支血管蒂长。血管蒂为"一动两静",动脉居中,血管蒂与股神经的股外侧肌肌支伴行(图13-1)。

穿支的定位和血管的游离是股前外侧皮瓣切取过程中的两个重点和难点。穿支定位时,需要强调两个间隙,即股直肌和股外侧肌间隙、股直肌和股中间肌间隙。股直肌和股外侧肌间隙是探查皮瓣穿支的关键部位,而股直肌和股中间肌间隙是旋股外侧动脉降支主干走行的间隙。多数情况下,术中在股直肌和股外侧肌间隙能够发现穿支,若未能探及皮瓣穿支时,需要结合旋股外侧动脉降支主干发出的分支部位和方向来进行穿支位置的判断。血管游离时,由于肌皮穿支细小,穿经股外侧肌时走行并不规则,因此游离存在困难。建议采用血管两端会师游离,并保留穿支的部分肌袖,以避免游离肌皮穿支时造成损伤。

股前外侧皮瓣具有很多优点,包括:血管解剖恒定、血管蒂为非主干血管、血管蒂长、皮瓣切取范围大、覆盖方式灵活、可以同期修复受区感觉、供区损伤相对较小,以及切取体位方便等。旋股外侧动脉降支为股深动脉的分支,穿支恒定出现,穿支缺如率仅1.8%。由于有多个穿支供应皮瓣血运,因此,一方面皮瓣可以切取的范围很大,从10cm×8cm~35cm×20cm;另一方面,股前外侧皮瓣的覆盖方式多样,如穿

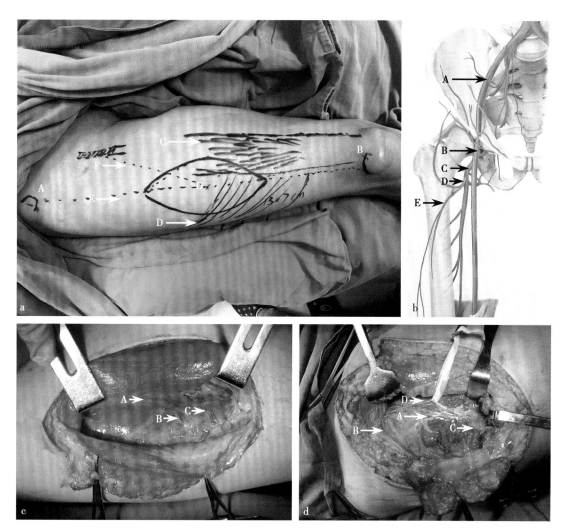

图 13-1 股前外侧皮瓣的血供

a. A 为髂前上棘,B 为髌骨外上角,O 为二者中点,即第一肌皮穿支的体表投影,A 和 B 间的连线 E 为股外侧肌和股直肌间隙,C 为股直肌,D 为股外侧肌,F 对应的虚线为旋股外侧动脉降支的体表投影;b. 箭头 A 所示为髂外动脉,B 为股动脉,C 为股深动脉,D 为旋股外侧动脉,E 为旋股外侧动脉降支;c. A 为旋股外侧动脉降支主干,位于股直肌和股中间肌之间,B 为第一肌皮穿支,C 为第二肌皮穿支;d. A 为旋股外侧动脉降支的主干,B 为高位穿支的近端主干,C 为第二肌皮穿支,D 为股神经的股外侧肌肌支,与旋股外侧动脉降支伴行

支分叶皮瓣、筋膜分叶皮瓣、flow through 皮瓣(串联皮瓣,又称血流架桥皮瓣)、超薄皮瓣,以及超大皮瓣等。股外侧皮神经的外侧支经过股前外侧区域,如果受区需要重建感觉,可以将股外侧皮神经带入皮瓣。股前外侧皮瓣仰卧位切取,患者体位摆放方便。通常情况下切取宽度小于 9cm 的股前外侧皮瓣,供区可以直接闭合。

游离股前外侧皮瓣可以用于覆盖全身各部位深部组织外露的创面,尤其是头面部和四肢创面。此外,带蒂股前外侧皮瓣还可用于修复下腹部、腹股沟、髋部、阴囊、阴道、会阴和坐骨等部位的创面。

手术要点

一、常规游离股前外侧皮瓣

(一) 皮瓣设计

皮瓣设计时,注意将下肢放置于中立位,避免下肢外旋造成的穿支定位失误。

1. 点　以第一肌皮穿支为皮瓣中心,即髂前上棘和髌骨外上角连线中点处。

2. 线　皮瓣轴线为髂前上棘和髌骨外上角连线,该线为股外侧肌和股直肌间隙;腹股沟中点与髂前上棘和髌骨外上角连线中点的连线为旋股外侧动脉降支的体表投影。

3. 面　股直肌和股中间肌间隙,旋股外侧动脉降支走行的平面;股直肌和股外侧肌间隙,肌皮穿支位于该间隙外侧。

(二) 皮瓣切取

1. 体位　患者仰卧位。

2. 切开皮瓣内侧缘　先切开皮瓣内侧缘,深达阔筋膜。在阔筋膜深层,股直肌肌膜浅层向外侧掀起皮瓣。

3. 肌皮穿支和旋股外侧动脉降支的显露　皮瓣掀起至股直肌和股外侧肌间隙时,在肌间隔的外侧,仔细探查肌皮穿支。确定保留的肌皮穿支后,切开肌间隔,向内侧牵开股直肌,显露股直肌深面的旋股外侧动脉降支主干。沿肌皮穿支,切开穿支浅层的股外侧肌,全程显露肌皮穿支和旋股外侧动脉降支。

4. 肌皮穿支和旋股外侧动脉降支的游离　沿肌皮穿支向旋股外侧动脉降支主干进行仔细的游离。血管蒂游离前首先充分游离股神经的股外侧肌肌支,并用橡皮条牵开保护。当旋股外侧动脉降支近端显露困难时,可以沿血管的体表投影,切开皮瓣近端的皮肤,牵开股直肌,充分暴露血管蒂的近端部分。

5. 肌皮穿支的游离技巧　肌皮穿支血管细小,分离困难。在游离肌皮穿支之前,需充分显露肌皮穿支的完整走行。穿支游离时,用橡皮条牵引保持适当张力,距离肌皮穿支至少5mm,利用双极电凝切断肌肉,游离肌皮穿支时保留一定范围的肌袖,避免造成穿支血管的损伤。

6. 切开皮瓣外侧缘　血管蒂完整游离后,结扎并切断旋股外侧血管降支的远端部分。切开皮瓣外侧缘,此时仅存血管蒂和皮瓣相连。观察皮瓣血运,若血运稳定,则可以开始处理受区。

7. 血管断蒂　受区处理完毕后,于旋股外侧血管降支的最近端,结扎并切断血管蒂。

8. 皮瓣移位至受区,临时固定皮瓣后,皮瓣的动脉和静脉分别与受区血管进行吻合。

9. 供区皮瓣宽度小于9cm时,供区可以直接缝合。当供区宽度较大,直接缝合困难时,取对侧腹股沟全厚皮片游离移植,或皮瓣修复供区(图13-2)。

二、穿支分叶皮瓣

分叶皮瓣多用于两处相邻创面,或为了直接关闭供区,切取窄长型皮瓣,分叶后重新组合皮瓣形状覆盖创面。分叶皮瓣的解剖基础为:旋股外侧血管降支具有多个穿支,平均1.4~4.3支,利用不同穿支能够营养相应的皮瓣区域,进行皮瓣的分叶。通过吻合一组血管蒂,提供多个分叶皮瓣的血运。

(一) 皮瓣设计

1. 点　为穿支位置和数目。确定穿支常用的方法包括术前多普勒超声和术中探查。术前多普勒超声过于敏感,特异性低,假阳性率高,因此穿支的确定不能完全依赖多普勒超声检查。需要将术前检查结果与术中探查穿支具体情况结合来进行皮瓣的分叶设计。

2. 线和面的设计原则同常规股前外侧皮瓣的设计。

(二) 皮瓣切取

1. 皮瓣切取和穿支的显露步骤同常规股前外侧皮瓣的切取。

2. 术中尽量多地保留皮瓣穿支。

3. 皮瓣的分叶主要依据创面数目、面积,以及穿支的数目和直径等因素。基本要求是皮瓣面积与皮瓣的血液灌注量呈正比,即每块分叶皮瓣的面积与穿支的数目和穿支的管径呈正比。

4. 皮瓣分叶在旋股外侧血管降支断蒂前进行,分叶后需观察每块分叶皮瓣的血运。

5. 皮瓣放置和缝合前,注意避免血管蒂的扭曲和缠绕(图13-3)。

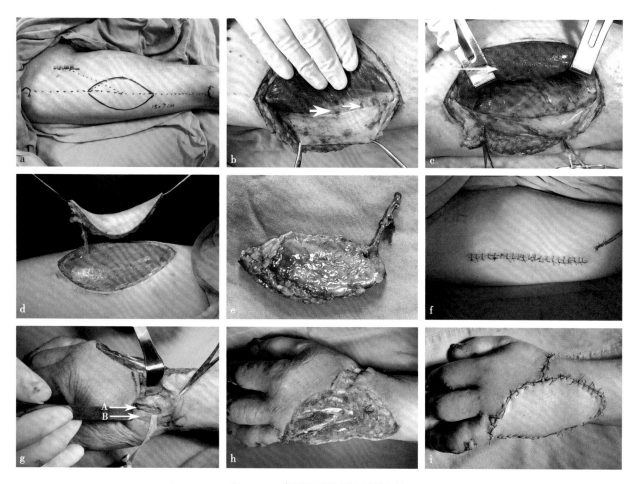

图 13-2　常规股前外侧皮瓣的切取

a. 皮瓣设计；b. 内侧缘切开皮瓣，从阔筋膜深面掀起，至股直肌和股外侧肌间隙（粗箭头），显露肌皮穿支（细箭头）；c. 向内侧牵开股直肌（箭头），显露旋股外侧动脉降支主干和肌皮穿支；d. 游离旋股外侧动脉降支主干和肌皮穿支；e. 观察皮瓣血运稳定后，切取皮瓣；f. 供区直接缝合；g. 受区在鼻烟窝处显露桡动脉（A）和头静脉（B）；h 和 i. 皮瓣修复受区创面后的体位像

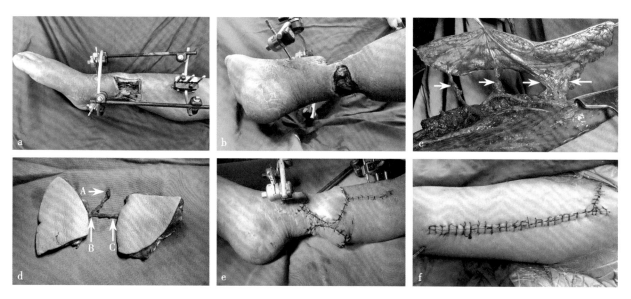

图 13-3　分叶股前外侧皮瓣的切取

a、b. 小腿远段胫前和胫后 2 个创面，深部组织外露；c. 切取股前外侧皮瓣，术中共发现并游离 4 支穿支；d. 按照创面的形状、面积和穿支的分部进行分叶，A 箭头为旋股外侧血管降支主干，B 和 C 分别为分叶皮瓣的血管蒂；e. 分叶皮瓣分别覆盖胫前和胫后创面；f. 大腿供区处直接关闭

三、flow through 皮瓣

当创面肢体的远端血供差,或患肢仅存一根可用的主干动脉时,为了重建或保全患肢的血运,可以通过 flow through 的方式,在修复创面的同时,保障肢体远端的血供。股前外侧皮瓣作为 flow through 皮瓣的解剖基础包括:①旋股外侧动脉长度较长,为 22.5~37.1cm。②旋股外侧动脉远端和近端的直径均可供吻合,近端为 2.2~4.0mm;远端为 0.9~1.8mm。因此,通过吻合一组血管,既可以满足皮瓣血供,又能够同时重建肢体远端或其他部位的血供。

(一)皮瓣设计

皮瓣点、线、面均参考常规股前外侧皮瓣。

(二)皮瓣切取

1. 皮瓣切取和穿支的显露步骤同常规股前外侧皮瓣的切取。

2. 术中确定创面血管缺损的长度后,在游离旋股外侧动脉的远端时,尽量多的进行游离。通常情况下,切取旋股外侧血管主干的长度应当大于创面血管缺损长度至少 2cm(图 13-4)。

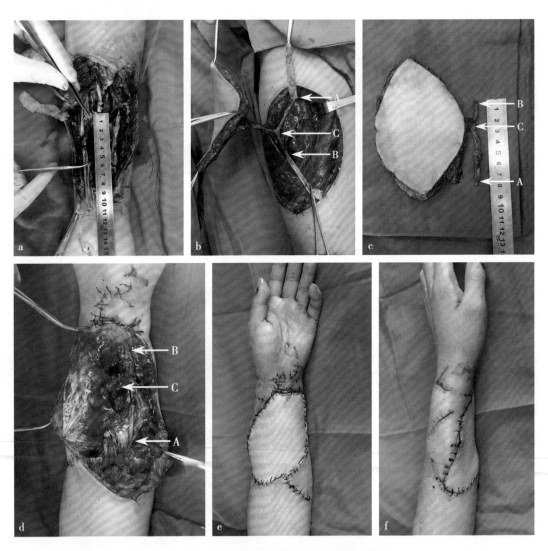

图 13-4　flow through 股前外侧皮瓣的切取

a. 前臂创面,尺动脉缺损 6cm;b. 切取 flow through 股前外侧皮瓣,箭头 A 为旋股外侧血管降支近端,B 为旋股外侧血管降支远端,C 为皮瓣穿支发出部位;c. 完整切取皮瓣及血管蒂,箭头 A 为旋股外侧血管降支近端,B 为旋股外侧血管降支远端,C 为皮瓣穿支发出部位;d. 动脉的吻合情况,箭头 A 为旋股外侧动脉降支近端与尺动脉近端吻合部位,B 为旋股外侧动脉降支远端与尺动脉远端吻合部位,C 为皮瓣穿支;e、f. 术毕肢体远端和皮瓣血供良好

四、皮瓣术后处理

1. 术后患者严格卧床,患肢石膏制动,常规烤灯,应用解痉药物、抗凝药物和抗生素,详见第五章相关内容。

2. 供区的引流管术后 3~5 天拔除。

第十四章

背阔肌肌皮瓣

1906年,Tansini首次应用背阔肌再造乳房,并对该肌肉的血供来源进行了描述。但之后该术式并未得到推广。直到20世纪70年代,背阔肌在重建领域的重要作用再次受到关注。1976年,Olivari利用背阔肌肌皮瓣修复巨大的胸壁放射性溃疡。此后,多篇文献相继报道了背阔肌移位重建乳房和修复头颈部创面等。1978年,Maxwell报道了将背阔肌作为游离肌皮瓣进行应用。此后,背阔肌肌皮瓣逐渐开始广泛地应用于修复重建领域。

背阔肌是全身最大扁肌,位于背部的下半部和胸部的后外侧,以腱膜起自下6个胸椎的棘突、全部腰椎的棘突、骶正中嵴和髂嵴后1/3等处,肌纤维向上外行,经肱骨内侧至其前方,止于肱骨小结节嵴,主要作用为内收、内旋上肢。背阔肌由胸背神经支配,该神经自臂丛后束发出。

背阔肌有两套供血系统,分别为胸背动脉和肋间后血管(图14-1)。背阔肌外侧2/3由胸背动脉供血,内侧1/3和下半部由肋间后动脉营养。背阔肌主要的血供来自胸背动脉,胸背动脉起始部直径为1~3mm,血管长度为6~12cm,血管蒂为一动一静,并与胸背神经伴行。腋动脉发出肩胛下动脉后,距离肩胛下动脉起点3~4cm处,首先发出旋肩胛动脉。此后,肩胛下动脉的主干则延续为胸背动脉。胸背动脉

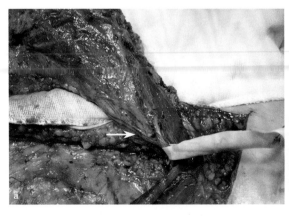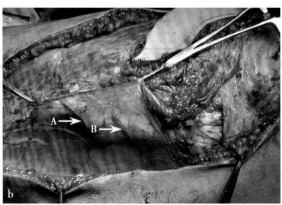

图14-1　背阔肌的血供

a.箭头所示为胸背血管蒂;b.箭头A和B所示为肋间后血管蒂

向下经过大圆肌表面,沿背阔肌前缘深面和前锯肌之间向下向内侧走行,沿途发出前锯肌血管分支。胸背动脉距肩胛下角约 0~4cm 和背阔肌外缘内侧 2~3cm 处进入背阔肌。入肌后,胸背动脉分为水平支和降支,水平支平行于背阔肌上缘 3.5cm 处走行,降支半行于背阔肌外缘内 2~3cm 处走行,沿途发出肌支和皮支。第 9、10 和 11 肋间后血管是营养背阔肌内侧部最大的三支肋间后血管,这些肋间后血管距离正中线 5cm 处入肌。肋间后血管也是背阔肌作为逆行肌皮瓣的主要血供来源。

背阔肌的皮肤穿支主要来源于胸背动脉。在肌门处半径 8~10cm 的范围内,胸背动脉的水平支和降支发出 4~7 个皮支。皮肤穿支的直径为 0.5~1.1mm。在大多数情况下,有三个穿支来自降支,两个穿支来自水平支。胸背动脉的皮肤穿支是背阔肌肌皮瓣皮岛的血供来源,也可以作为胸背动脉穿支皮瓣的血供来源。

在临床上,背阔肌肌皮瓣主要用于肢体功能重建和大创面的覆盖。由于背阔肌的滑程较短,因此功能重建时多为带蒂转移重建上肢功能。相对而言,游离背阔肌肌皮瓣更多用于大创面的覆盖。背阔肌肌皮瓣的主要优点包括:血管解剖恒定、管径粗大、解剖和游离相对简单、肌皮瓣面积大、可根据需要对肌皮瓣进行裁剪等。

手术要点

一、手术适应证

1. 以胸背动脉为蒂,可以修复头颈、肩部、上肢及同侧胸部的创面,此外还可以进行同侧上肢屈肘、伸肘、屈指和伸指等功能重建。

2. 以肋间后动脉穿支为蒂,可以修复骶骨上 2/3、髂嵴、腹壁外 1/4、前侧胸壁中下部和背部等。

3. 作为游离肌皮瓣,可以修复全身各处的创面和进行肢体功能重建。

二、具体步骤

(一) 肌皮瓣设计

1. 点　肩胛下角平面与腋后线交汇处,该点大致对应胸背血管进入背阔肌的部位,以该点为中心设计背阔肌的皮岛。

2. 线　腋窝后角至腰 $_{4,5}$ 棘突,该轴线为皮肤切开的轴线。

3. 面　皮岛面积需保证供区皮肤能够直接缝合,通常皮岛宽度小于 6~8cm。

(二) 肌皮瓣切取

1. 体位　患者侧卧位,肩外展,按照术前设计切口切开皮肤和皮下,至背阔肌表面。

2. 显露背阔肌前缘　首先在肌膜浅层向前外侧掀起皮瓣,直至暴露位于腋中线水平的背阔肌前缘。掀起背阔肌前缘,显露胸背血管蒂的入肌点。

3. 显露背阔肌起点　此后向背侧后正中掀起皮瓣,显露背阔肌起点,包括胸 $_7$ 至腰 $_5$ 的胸腰筋膜和髂嵴后 1/3 部分。于背阔肌深面掀起位于胸腰筋膜处的止点,分离并结扎切断第 10、11、12 后肋间动脉穿支。

4. 背阔肌逆行游离　切断背阔肌所有起点,向止点方向逆行游离背阔肌,直至位于肱骨小结节嵴的止点部分。切断背阔肌止点的腱性部分。

5. 血管神经蒂游离　从血管神经蒂的入肌点处,沿血管神经蒂向近端游离,游离过程中需要分别结扎和切断营养前锯肌的血管分支和旋肩胛血管。在肩胛下血管从腋动、静脉的发出部位结扎并切断血管,以获取最长的血管蒂。功能重建时,需要将胸背神经游离至其在臂丛后束的发出部位切断备用。

6. 肌皮瓣移位至受区,动脉和静脉分别与受区血管进行吻合(图 14-2,图 14-3)。

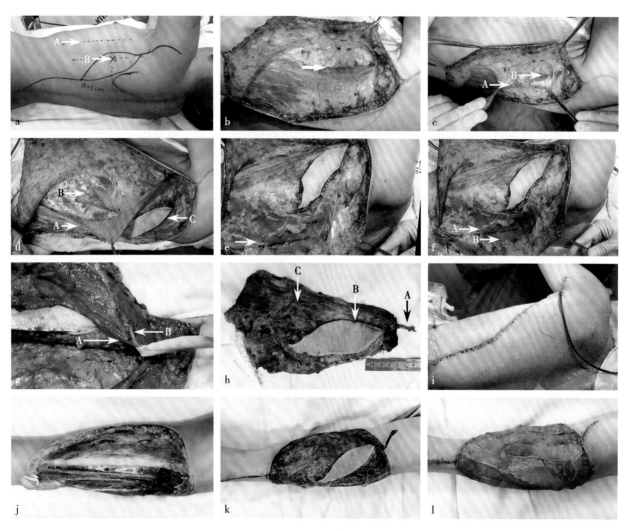

图 14-2 背阔肌肌皮瓣修复小腿大面积创面

a. 皮肤切口和皮岛切口设计,箭头 A 所示为腋中线,即背阔肌的前缘水平,箭头 B 所示为胸背血管蒂进入背阔肌的位置;b. 向外侧掀起皮瓣,显露背阔肌前缘(箭头所示);c. 掀起背阔肌前缘(箭头 A),显露胸背血管蒂的入肌点(箭头 B);d. 进一步掀起背阔肌前缘(箭头 A),显露深面的前锯肌(箭头 B),箭头 C 所示为背阔肌皮岛;e. 向后正中掀起皮瓣,暴露背阔肌的起点(箭头所示);f. 箭头 A 所示为背阔肌,箭头 B 所示为斜方肌,切断背阔肌所有起点,逆行掀起背阔肌;g. 从胸背神经血管蒂的入肌点,逆行分别向近端游离出胸背血管和胸背神经,箭头 A 为胸背血管束,箭头 B 为胸背神经;h. 完整切取背阔肌(C)、皮岛(B),以及神经血管蒂(A);i. 供区留置引流后,直接缝合;j. 小腿前方大面积软组织缺损,胫骨外露;k. 背阔肌肌皮瓣覆盖创面;l. 除皮岛以外的背阔肌表面行游离断层皮片覆盖

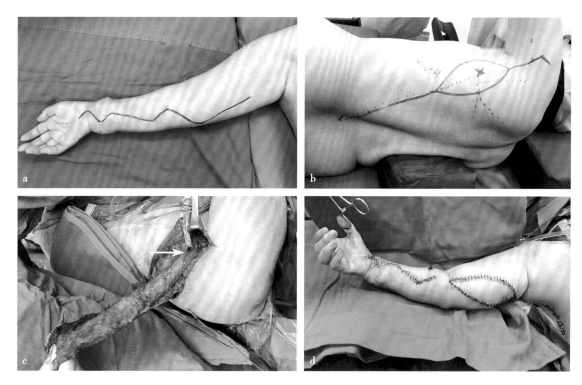

图 14-3　带蒂背阔肌肌皮瓣重建屈指功能

a. 患者老年女性,前臂撕脱离断术后 6 个月,术前患肢切口;b. 同侧背阔肌供区肌皮瓣设计;c. 切取背阔肌肌皮瓣,箭头所示为胸背血管神经;d. 背阔肌肌皮瓣经腋部皮下隧道移位至患肢,重建屈指功能

三、术后处理

1. 游离肌皮瓣术后,严格卧床,患肢石膏制动,常规烤灯,密切观察皮岛血运。
2. 应用 7~10 天解痉药物、抗凝药物和抗生素(参见第五章相关内容)。
3. 背部引流管放置 3~5 天拔除。

第十五章

股薄肌肌皮瓣

股薄肌是功能重建领域应用最早，至今仍是使用最为广泛的供体肌肉之一。1952年，Pickerell等报道了利用股薄肌转位重建肛门括约肌；1956年，该团队又利用股薄肌治疗尿失禁。1970年，Orticochea将股薄肌肌皮瓣转移至足底，并且认为皮瓣的血供来源于股薄肌。1972年，Orticochea介绍了应用股薄肌肌皮瓣重建阴茎。此后，有多位学者报道了利用股薄肌肌皮瓣修复膀胱阴道瘘，以及直肠切除术后，股薄肌移位至会阴等。1976年，Harii等通过血管吻合的方式，利用游离股薄肌肌皮瓣修复三种不同的缺损：面部缺损、胫前不稳定瘢痕和头皮缺损。

1975年，Manktelow和McKee首先进行了吻合神经的股薄肌游离移植，用于重建Volkmann挛缩患者的屈指功能。开创了功能性游离肌肉移植（functional free muscle transplantation，FFMT）的先河。1976年，Harii等报道使用股薄肌重建麻痹的面部表情肌肉。1979年，Ikuta等首先报道利用股薄肌重建臂丛神经损伤患者的屈肘功能。此后，股薄肌移植成为重建臂丛神经损伤患者屈曲、伸直肘关节，以及重建抓握等功能的重要手段。Doi等进一步报道了双股薄肌移植在臂丛神经不可修复损伤患者肢体功能重建方面的应用。目前，股薄肌是FFMT领域中最常用的供体肌肉，多用于肢体功能重建和面部表情肌的功能重建。

股薄肌位于大腿内侧，在内收肌群中位于大收肌和长收肌的浅层，层次最浅。股薄肌的起点位于耻骨联合的下半部和耻骨下支的内侧。肌肉呈扁平状，向远端逐渐移行为腱性。股薄肌肌腱穿经股骨内侧髁的后方，止于胫骨近端的内侧面（鹅足）（图15-1）。

股薄肌主要的血供来源于近端的血管蒂。该血管蒂多由股深动、静脉发出，也可以从旋股内侧血管发出。血管蒂位于距腹股沟约7~12cm处，该血管蒂走行于长收肌和大收肌间隙，位于长收肌深面和大收肌浅层。血管蒂的入肌点位于耻骨结节下方约8~10cm处。血管蒂长度为6~8cm，近端动脉直径为1.6~1.8mm，静脉直径为1.5~2.5mm（图15-1）。

股薄肌运动神经支来源于闭孔神经前支（L_2，L_3，L_4）。神经支进入肌肉的位置位于血管蒂近端约2~3cm处，神经支与肌肉夹角45°~60°。运动神经支可在长收肌和大收肌之间的近端切断，以增加供体神经的长度。该运动神经支也发出分支至长收肌和大收肌，当需要较长的神经蒂时，可以进行神经支的束间分离，以获取更长的股薄肌运动支（图15-1）。

股薄肌作为功能重建应用最广泛的肌肉，具有如下优点：首先，股薄肌解剖恒定，血管和神经的变异概率很小。其次，肌肉体积小，既可以用于肢体的功能重建，也可以用于面部的空间有限的面部修复。第

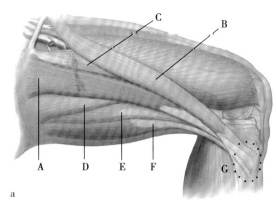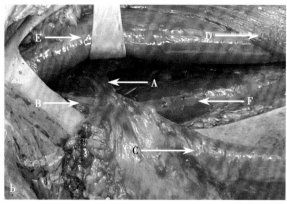

图 15-1　股薄肌的解剖

a. A 所示为股薄肌,B 为缝匠肌,C 为长收肌,D 为大收肌,E 为半膜肌,F 为半腱肌,G 区域为鹅足;b. A 为股薄肌血管蒂,B 为股薄肌运动神经支,C 为股薄肌,D 为缝匠肌,E 为长收肌,F 为大收肌

三,股薄肌的运动神经支可以分为 2~3 支,因而可以切取 30%~40% 的肌肉,适合用于面部肌肉的重建。第四,股薄肌的滑程长达 5cm,能够满足需要长滑程的功能重建,如屈指功能重建等。最后,供区可以直接闭合,大腿内侧瘢痕可接受,并且无供区的功能缺损。

手术要点

一、手术适应证

作为功能性游离肌肉移植,股薄肌移位常用于下列重建:
1. 臂丛神经损伤的屈肘、伸肘、屈指和伸指功能重建。
2. 缺血性肌挛缩(又称 Volkmann 挛缩)的屈指功能重建。
3. 面部表情肌功能重建。

二、手术步骤

(一) 肌(皮)瓣设计
1. 点　血管蒂的入肌点位于距离耻骨结节 8~10cm 处,以入肌点为中心设计皮岛。
2. 线　耻骨结节至胫骨内侧髁的连线。
3. 面　皮岛面积需保证供区皮肤能够直接缝合,通常皮岛宽度小于 4cm。

(二) 肌(皮)瓣切取
1. 体位　患者侧卧位,膝关节屈曲 90°,髋关节充分外旋。
2. 切取方式　通常有两种切取方式,即近端切取和远端切取。近端切取多用于面部表情肌功能重建时的部分股薄肌切取;远端切取多用于肢体功能重建时股薄肌的全长切取。本章以股薄肌全长切除为例,介绍股薄肌的切取方法。
3. 切口设计　股薄肌全长切取时,多采用三个切口:大腿近端的皮岛切口;大腿远端切口;鹅足切口。
4. 鹅足切口　胫骨内侧髁斜行或纵行切口 3~4cm,显露缝匠肌腱膜。切开缝匠肌腱膜后,显露深面的股薄肌肌腱和半腱肌肌腱。股薄肌肌腱位于前方,半腱肌肌腱位于后方。
5. 大腿远端切口　沿肌皮瓣轴线,在大腿远端 1/3 做 4cm 纵行切口,通过牵拉止点处的股薄肌肌腱,定位该处的股薄肌肌腱。肌腱位于深筋膜和缝匠肌深面,为圆柱形。两处切口肌腱相互牵拉,确定股薄肌后,手指进行肌腱周围的钝性分离。切断鹅足处股薄肌止点,并从大腿远端切口抽出备用。对于皮下组织较厚的患者,肌肉定位困难时,可以贯通大腿切口和皮岛切口,便于准确切取。

6. 皮岛切口　向远端牵拉股薄肌腱性部分,再次明确股薄肌位置。距离耻骨结节 8cm 处为中心,设计皮岛切口。通常宽度为 4cm,长度为 6~10cm。由于股薄肌较窄,切取皮岛时可以多切取皮下组织,以保障皮岛的血供。切开皮岛前缘,切开深筋膜,向前侧牵开缝匠肌,显露长收肌。自长收肌肌膜深面掀起皮岛和股薄肌,至长收肌和大收肌间隙。切开皮岛后缘切口,自大收肌肌膜深面掀起皮岛和股薄肌,至长收肌和大收肌间隙。

7. 血管神经蒂的显露和游离　在长收肌和大收肌间隙分离血管蒂,血管蒂横行走行,一动两静。股薄肌运动神经支也位于该间隙,该神经支于血管蒂的近端 2cm 处入肌,与肌肉走行呈 45°~60° 的夹角。首先在长收肌和大收肌间隙显露游离血管蒂的远端。此后,用绷带条牵开长收肌,在长收肌和耻骨肌与短收肌间隙进一步显露和游离血管蒂的近端。通常,血管蒂长度为 6~8cm,神经支长度为 8~12cm。

8. 切断股薄肌起点　手指钝性分离大腿远端和近端切口间股薄肌浅层的皮下组织,并将股薄肌远端从皮岛切口内抽出。向远端牵拉股薄肌止点,于耻骨支处切断股薄肌起点,并完全游离肌肉。此时仅血管蒂和神经蒂与肢体相连。

9. 完整切取股薄肌　观察股薄肌及皮岛血运稳定后,处理受区。待受区准备完毕后,切断血管和神经蒂,并将肌皮瓣移位受区。在固定股薄肌的起止点后,血管、神经和神经分别进行吻合。术中注意减少肌肉缺血的时间(图 15-2,图 15-3)。

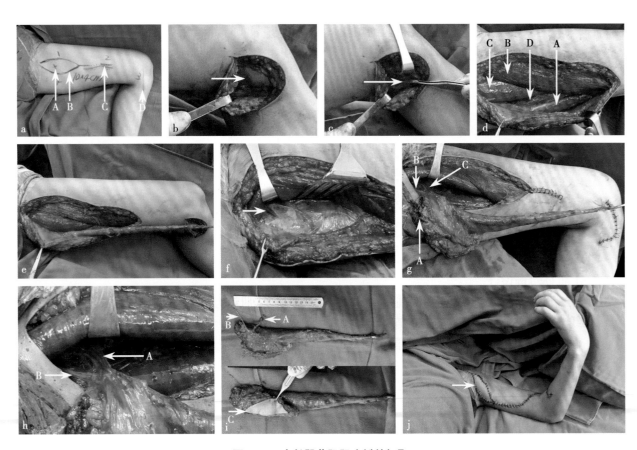

图 15-2　全长股薄肌肌皮瓣的切取

a. A 所示为股薄肌血管蒂入肌点,也是皮岛的中心,B 为皮岛切口,C 为大腿远端切口,D 为鹅足切口;b. 鹅足切口,显露缝匠肌腱膜(箭头);c. 切开缝匠肌腱膜,探及位于深面偏前方的股薄肌肌腱(箭头);d. 皮岛切口和大腿远端切口切开后,所见肌肉解剖,A 为股薄肌,B 为缝匠肌,C 为长收肌,D 为大收肌;e. 将股薄肌止点从近端切口抽出备用;f. 长收肌与大收肌间隙显露股薄肌的血管神经蒂(箭头);g. 切断股薄肌位于耻骨下支和耻骨联合处的起点(A),B 和 C 分别为神经蒂和血管蒂;h. 充分游离血管蒂(A)和神经蒂(B);i. 断开血管神经蒂,完整切取全长股薄肌,箭头 A 所示为血管蒂,箭头 B 所示为神经蒂,箭头 C 为皮岛;j. 股薄肌移植重建屈肘屈指功能,箭头所示为股薄肌皮岛

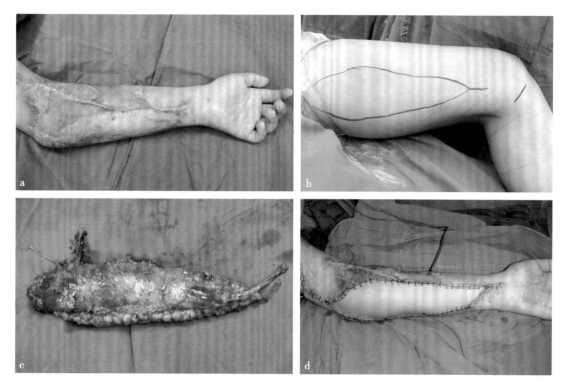

图 15-3　股薄肌肌皮瓣移植重建屈指功能

a. 前臂机器伤致屈指功能受限和前臂掌侧瘢痕；b. 肌皮瓣切口设计；c. 完整切取股薄肌肌皮瓣；d. 股薄肌肌皮瓣覆盖瘢痕切除后创面，同时重建屈指功能

三、术后处理

1. 游离肌皮瓣术后，严格卧床，患肢石膏制动，常规烤灯，密切观察皮岛血运。
2. 应用 7~10 天解痉药物、抗凝药物和抗生素（参见第五章相关内容）。
3. 大腿引流管放置 3~5 天拔除。

第十六章

腓 骨 骨 瓣

带血管蒂腓骨游离移植（free vascularized fibula graft，FVFG）是重建长段骨质缺损最常用的手术方式。1974 年，Ueba 与 Fujikawa 完成了第一例吻合血管的腓骨移植。1975 年，Taylor 等报道了带血管蒂腓骨游离移植治疗高能量创伤造成的长段骨缺损病例。1977 年，Weiland 等利用带血管蒂腓骨游离移植重建骨肿瘤切除后的长段骨缺损。

带血管蒂腓骨游离移植多用于治疗骨质长段缺损、骨质的血运重建，以及骨性结构重建。带血管蒂腓骨游离移植血运丰富，具有与正常骨愈合相同的生物学特征，而非爬行替代。中间段的腓骨切取对膝关节和踝关节稳定性干扰小，不会影响下肢的承重能力和整体的功能。此外，腓骨位置表浅，操作相对容易。因此该术式在临床应用广泛。

腓骨干的血供主要来源于腓动脉。腓动脉自胫后动脉发出后，走行于小腿后部间室的深层，位于胫后肌与𧿹长屈肌深面。腓动脉向远端的走行过程中，沿途发出多个分支营养腓骨干。同时，腓动脉还发出多个皮穿支营养小腿腓侧的皮肤，皮穿支均位于外侧肌间隔的后方。临床观察有三处腓动脉皮穿支较为粗大，分别距离外踝 12cm、18cm 和 24cm。对于受区层次较浅或皮肤部分缺损的病例，可以利用皮穿支切取皮岛，用于创面覆盖和观察骨瓣的血运。腓动脉管径粗大，两侧有腓静脉伴行。

腓骨长度为 35~42cm，游离腓骨移植时，通常切取腓骨中段。腓骨近端至少保留 6~8cm，腓骨远端至少保留 8cm，以避免影响膝关节和踝关节的稳定性。

手术要点

一、手术适应证

1. 骨质长段缺损，即缺损 6~8cm 以上。
2. 骨性结构重建，如下颌骨重建等。
3. 骨质的血运重建，如股骨头缺血坏死的早期病例等（图 16-1）。

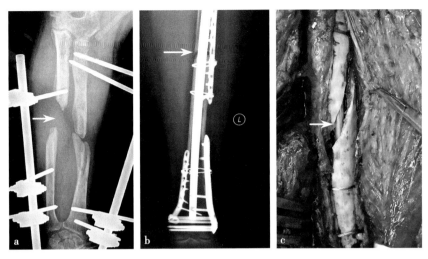

图 16-1 带血管蒂腓骨游离移植的手术适应证

a. 尺骨长段缺损(箭头);b、c. 异体骨移植术后,骨端不愈合(箭头)

二、具体步骤

(一)切口设计

1. 点 术前需用多普勒超声对腓动脉的皮肤穿支进行定位,设计皮岛的位置多位于小腿中下段。

2. 线 以腓骨后缘为轴线。

3. 面 皮岛的宽度为 2~3cm,确保供区的直接关闭。

(二)切取步骤

1. 体位 患者仰卧位,膝关节屈曲。

2. 腓骨前方的剥离 切开皮肤和皮下组织,切开小腿外侧间室,显露腓骨长、短肌。紧贴腓骨骨面,用手术刀锐性剥离腓骨表面的肌肉,直至小腿的前外侧肌间隔。切开前外侧肌间隔,紧贴骨膜浅层,用骨膜起子钝性剥离趾长伸肌和鉧长伸肌在腓骨上的附着,直至显露骨间膜。

3. 腓骨后方的剥离 切开小腿外侧肌间隔,显露腓动脉穿支。若切取皮岛,则需保护相应的腓动脉穿支,其余穿支予以切断结扎。距离腓骨 2~3mm,切开足鉧长屈肌(小腿中段)和胫后肌(小腿中上段),直至显露粗大的腓动脉和腓静脉。

4. 腓骨截骨 为了获取更长的血管蒂,通常切取的腓骨长度大于实际所需腓骨长度。根据术前设计切取的腓骨长度,分别在腓骨的远端和近端环形剥离骨膜,用线锯截断两端腓骨。两把布巾钳钳夹腓骨干,并向外侧牵拉腓骨,充分显露骨间膜。

5. 腓血管的显露和游离 距离腓骨内侧缘 1~2mm 纵行切开骨间膜,进一步向外侧牵开腓骨,充分显露腓动、静脉。结扎腓动、静脉的远端,从远端向近端游离血管,直至所需长度。

6. 腓骨切取 结扎并切断腓动、静脉近端,完整切取所需腓骨。供区创面直接缝合,并留置引流管。

7. 受区的处理 显露受区的两侧骨端,由于腓骨血管蒂较短,因此需要充分游离受区拟吻合的血管。将腓骨血管蒂适当地从腓骨干剥离,腓骨固定于受区骨端。固定时,可以将腓骨和受区骨端修整为台阶状,以增加骨端的接触面积。固定时,避免内固定物压迫血管蒂(图 16-2~ 图 16-4)。

三、术后处理

1. 严格卧床,供区小腿和患肢均需制动,患肢烤灯持续照射 1 周。

2. 术后 2~3 天拔除引流条或引流管。

3. 若游离腓骨带皮岛,需密切观察皮岛的血运。

4. 常规使用解痉药物、抗凝药物和抗生素 1 周(参见第五章相关内容)。

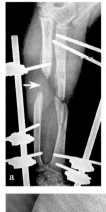
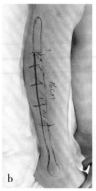
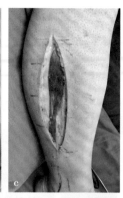
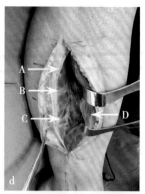
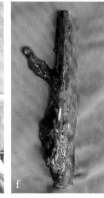
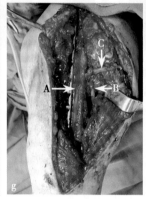
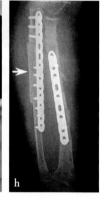

图 16-2 带血管蒂腓骨游离移植修复尺骨缺损的手术步骤

a. 尺骨长段缺损（箭头）；b. 沿腓骨后缘做皮肤的纵行切口；c. 暴露小腿外侧间室的腓骨长、短肌；d. 首先从前侧剥离腓骨，箭头 A 为外侧肌间隔，箭头 D 为腓骨长、短肌，箭头 B 和 C 为外侧肌间隔后方的腓动脉穿支；e. 从后方剥离腓骨，切开外侧肌间隔，切开蹈长屈肌和胫后肌，注意保留肌袖；f. 切取腓骨和腓动、静脉；g. 接骨板和螺钉将腓骨固定于尺骨，箭头 A 为移植的腓骨，箭头 B 为吻合的动脉，箭头 C 为吻合的静脉，吻合后血管均充盈良好；h. 术后的影像学结果，箭头指示为移植的腓骨

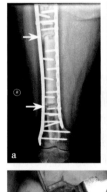
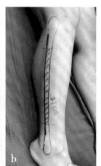
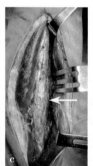
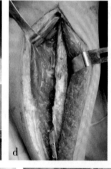
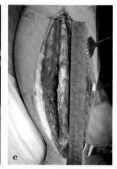
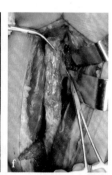
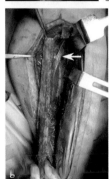
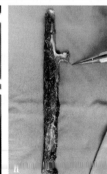
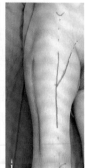
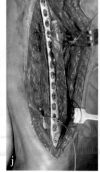
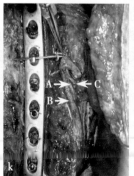
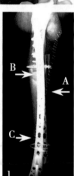

图 16-3 带血管蒂腓骨游离移植修复股骨异体骨不愈合的手术步骤

a. 股骨长段异体骨移植重建术后，箭头所示为骨端不愈合部位；b. 设计腓骨后缘的纵行皮肤切口；c. 手术刀锐性剥离腓骨外侧的肌肉，切开前外侧肌间隔后，用骨膜起子剥离推开腓骨内侧的肌肉附着，直至显露骨间膜（箭头）；d. 腓骨后侧剥离，分离并切开小腿后方的蹈长屈肌和胫后肌，注意保留骨膜表面的肌袖；e. 根据所需腓骨长度用线锯截断腓骨；f. 两把巾钳向外侧牵开截断的腓骨，显露并切开骨间膜，暴露并游离腓动、静脉；g. 箭头所示为近端腓血管蒂；h. 结扎腓动脉远、近端，完整切取腓骨；i. 受区皮肤切口及旋股外侧动脉降支的体表投影；j. 钛缆将移植的腓骨固定于异体骨远、近端的股骨；k. 箭头 A 为吻合的动脉，箭头 B 和 C 为吻合的静脉，血管吻合后均充盈良好；l. 术后影像学改变，箭头 A 为移植的腓骨，箭头 B 和 C 为异体骨不愈合的部位

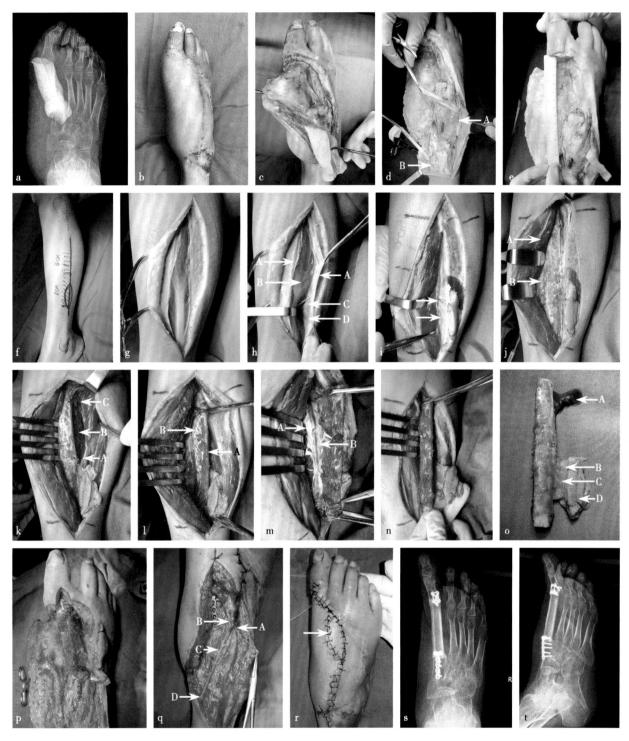

图 16-4 带皮岛的带血管蒂腓骨游离移植修复跖骨缺损的手术步骤

a. 第一跖骨缺损,局部抗生素骨水泥填充;b. 现股前外侧皮瓣覆盖术后 8 个月,局部软组织情况稳定;c. 取出抗生素骨水泥;d. 受区内游离足背动脉(A)和大隐静脉(B);e. 第一跖骨缺损 8cm;f. 设计以腓骨后缘的皮肤切口,根据多普勒检查结果确定皮岛位置,按照设计多切取腓骨 4cm,用于获取更长的血管蒂;g. 切开前外侧间室,显露腓骨长、短肌;h. 箭头 A 为切开的前外侧间室,B 为腓骨长、短肌,C 为外侧肌间隔,D 为腓动脉的皮穿支;i. 根据腓动脉皮肤穿支(箭头所示)的位置,确定皮岛的切取范围;j. 紧贴腓骨,锐性剥离腓骨长、短肌(A),显露前外侧肌间隔(B);k. 切开外侧肌间隔(A),显露腓骨后方的拇长屈肌和胫后肌(B),并可部分显露腓动脉及腓静脉(C);l. 分别于腓骨的远、近端截骨,向外侧牵开腓骨(A),显露胫、腓骨之间的骨间膜(B);m. 切开骨间膜(A),显露深面的腓动脉和腓静脉(B);n. 仅存血管蒂与腓骨和皮岛相连;o. 结扎腓动脉近端,完整切取腓骨,A 为血管蒂,B 和 C 为进入皮岛的腓动脉穿支,D 为皮岛;p. 腓骨移植后钛板固定;q. 腓动脉与足背动脉直接吻合(A),腓静脉(B)通过移植静脉(C)与大隐静脉(D)吻合;r. 腓骨移植后的体位像,箭头所示为皮岛;s、t. 术后 2 个月,游离腓骨初步愈合

第十七章

血管危象的处理

血管危象可能发生在术中和术后,血管危象按照累及的血管分为动脉危象和静脉危象,按照发生机制又可以进一步分为血管痉挛和血管栓塞。其中静脉以栓塞为主,动脉痉挛和栓塞均较常见。除血管自身的危象外,显微外科手术中还可能遇到选择不当或操作失误造成的意外情况,常见的情况包括血管蒂受压,血管过长迂曲等,上述情况相对容易发现和处置。还有一些少见的情况,包括动脉和静脉的错接,受区血管选择不当造成的肢体血运障碍等。不同类型的血管危象形成机制不同,处理原则差异较大。

一、动脉血管危象的表现和处理

(一) 术中动脉危象

1. 动脉痉挛　术中动脉痉挛表现为血管变细,断端无搏动性喷血。若动脉吻合后,则表现为动脉突然变细,吻合口远端通血不畅,勒血试验阳性;游离组织皮缘无新鲜的活动性出血。术中可以用升高室温、完善镇痛、补充血容量;同时温热生理盐水纱布热敷,肌内注射或静脉小壶给予罂粟碱 30mg,或痉挛血管周围软组织直接注射少量罂粟碱;也可以用显微外科组织镊或持针器夹持血管外膜,对血管挛缩部位进行轻柔的机械性牵张以解除血管痉挛。

2. 动脉栓塞　术中动脉栓塞时,吻合口近端的管径增粗,吻合口远端管腔充盈差,管壁塌陷,勒血试验和抬举试验阳性,游离组织皮缘无新鲜的活动性出血。此时,可以拆除吻合口 1~2 针缝线,观察吻合口中是否存在血栓。多数情况下,吻合口的栓塞与血流速度慢和内膜损伤有关。因此,血管栓塞后,在全身补充血容量的同时,仔细检查吻合口的血管内膜情况,若吻合口的血管内膜存在损伤和血管壁分层等情况,建议切除该段血管,重新进行血管吻合。血管长度不足时,取静脉移植。

(二) 术后动脉危象

术后动脉危象的原因可能为动脉痉挛或动脉栓塞,二者临床表现和处理原则的区别见表 17-1。

表 17-1　术后动脉痉挛和动脉栓塞的表现和处理

术后动脉危象	动脉痉挛	动脉栓塞
形成原因	疼痛、体温或室温低、血容量不足	血管内膜损伤、血容量不足、血流缓慢、血管吻合质量差

续表

术后动脉危象	动脉痉挛	动脉栓塞
出现时间	多发生于术后 24 小时之后,麻醉药物完全代谢	多发生于术后 24 小时之内
临床表现	皮肤颜色苍白、干瘪、皮温降低,毛细血管反应减慢或消失	皮肤颜色苍白、干瘪、皮温降低,毛细血管反应减慢或消失
升高室温	有效	无效
解痉药物	有效	无效
交感神经阻滞	有效	无效
处理原则	解痉处理(升高室温、补充血容量、解痉药物、交感神经阻滞);解痉手术无效,积极手术探查	积极手术探查

二、静脉血管危象的表现和处理

(一) 术中静脉危象

1. 静脉痉挛　术中静脉痉挛表现为该段静脉变细,吻合口近端通血不畅,勒血试验阳性;由于静脉回流受阻,吻合口远端静脉管径显著增粗;游离组织皮缘出血速度加快,出血颜色深暗。术中可以升高室温、完善镇痛、补充血容量;同时温热生理盐水纱布热敷,肌内注射或静脉小壶给予罂粟碱 30mg,或痉挛血管周围软组织直接注射少量罂粟碱;也可以用显微外科组织镊或持针器夹持血管外膜,对血管挛缩部位进行轻柔的机械性牵张以解除血管痉挛。

2. 静脉栓塞　术中静脉栓塞时,吻合口远端静脉的管径增粗,吻合口近端管腔充盈差,管壁塌陷,勒血试验和抬举试验阳性;游离组织皮缘出血加快,颜色发暗,并可以表现出组织张力增高。此时,可以拆除吻合口 1~2 针缝线,观察吻合口中是否存在血栓。多数情况下,吻合口的栓塞与血流速度慢和内膜损伤有关。因此,在全身补充血容量的同时,仔细检查吻合口的血管内膜情况,若吻合口的血管内膜存在损伤和血管壁分层等情况,建议切除该段血管,重新进行血管吻合。血管长度不足时,取静脉移植。

(二) 术后静脉危象

术后静脉危象以静脉栓塞为主,需要尽早探查处理。术后静脉栓塞和动脉栓塞的特点不同,具体的表现参见表 17-2。

表 17-2　术后动脉栓塞和静脉栓塞的表现

术后栓塞	动脉栓塞	静脉栓塞
发生时间	多于术后 4 小时内出现	多于术后 4 小时后出现
进展速度	迅速	缓慢
皮肤颜色	苍白	早期紫红点状,逐渐融合成片
皮肤张力	下降	肿胀
皮肤温度	下降	下降
毛细血管反应	减慢或消失	早期缩短,晚期消失
皮缘或针刺出血	缓慢或无新鲜出血	暗红色出血

静脉栓塞后,由于皮缘出血能够代偿部分静脉的回流,因此出现血管危象的表现要晚于动脉。因此,在关闭切口前,需要仔细观察皮缘的出血速度和颜色,如果存在异常,应当及时探查处理(图 17-1)。

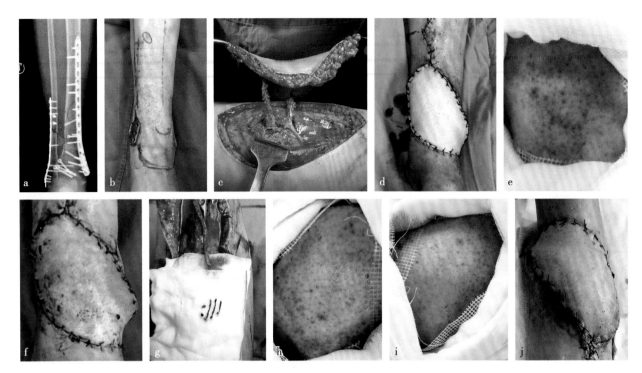

图 17-1 皮瓣静脉的临床表现和处理

a. 胫、腓骨远端骨折内固定术后；b. 内踝和外踝内固定物外露；c. 股前外侧皮瓣和局部旋转皮瓣覆盖创面，皮瓣动脉与胫前动脉吻合，皮瓣静脉与大隐静脉吻合；d. 术后即刻皮瓣血运好；e. 术后 6 小时皮瓣出现紫红色瘀点；f. 术后 10 小时紫红色斑点融合呈片状；g. 术中探查见静脉内血栓形成，大隐静脉回流不畅，遂将皮瓣静脉与胫前静脉吻合；h. 重新吻合术后 14 小时，片状瘀斑变为点状；i. 术后 3 天；j. 术后 2 周皮瓣血运稳定

三、动静脉错接后的表现和处理

动静脉错接可能发生于游离皮瓣和肌瓣的移植手术中。当切取的血管蒂较细时，动脉和静脉的管壁在形态不易区别，加之二者在位置上如果排列不规则，则血管蒂切断后，可能会出现误判，导致动静脉错接。我们以股前外侧皮瓣为例，介绍错接后的表现：①动脉吻合后皮瓣无血供，由于皮瓣静脉的管腔中存在静脉瓣，受区动脉与皮瓣静脉吻合后，动脉血液并不能灌注至皮瓣中，因此动脉吻合后皮瓣苍白，皮缘无新鲜出血点。②与受区动脉吻合的皮瓣静脉血管仅表现为短距离充盈，同样由于静脉瓣的作用，与受区动脉错接的皮瓣静脉并不能全程充盈。③未吻合的另一条皮瓣静脉血管迅速反流动脉血，血管蒂中的两条静脉间有交通支，因此受区动脉血进入皮瓣血管蒂中的一条静脉后，动脉血通过交通支迅速从另一条未吻合的静脉中反流。④皮瓣动脉无充盈。

避免错接的主要措施是在血管断蒂前，将动脉或静脉用显微缝线进行标记，以避免在血管吻合时发生错接。确定错接后，需要重新进行血管吻合。通过错接后血管反流的表现，明确皮瓣血管蒂中的动脉和静脉，重新将受区动脉与皮瓣血管蒂中的动脉进行吻合（图 17-2）。

四、受区肢体血运障碍的表现和处理

受区肢体血运障碍多为创面覆盖或肢体功能重建时，损伤肢体供血的主要动脉，或将该动脉作为皮瓣或肌瓣的血供来源，进行切断吻合，进而造成了受区肢体的血运障碍。患者术后肢体出现剧烈疼痛、肢体远端皮肤苍白或花斑、皮温降低、毛细血管反应速度缓慢或消失、针刺皮肤出血缓慢或无新鲜出血。受区肢体血运障碍为严重的并发症，需要及时手术干预，以避免肢体发生肌肉神经的缺血损伤，甚至肢体坏死。

避免造成受区肢体血运障碍的预防性措施包括：①了解前期的手术内容，具体掌握肢体血管的损伤

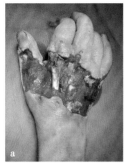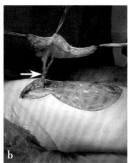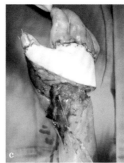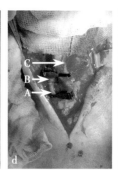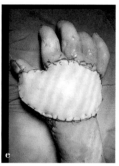

图 17-2 动脉和静脉错接后的术中表现和处理

a. 手背创面,深部组织外露;b. 股前外侧皮瓣选用高位穿支,但本病例高位穿支起始部的管径细小,断蒂后发现动、静脉很难区别(箭头);c. 皮瓣"动脉"吻合后,皮瓣颜色苍白,皮缘无活动性出血点,而另一条静脉回血迅速,为动脉血;d. 探查见受区动脉(A)错与皮瓣静脉(B)吻合,导致另一条伴行静脉(C)反流动脉血,而皮瓣无血供;e. 重新调整吻合后,皮瓣血供良好

和修复情况。②完善术前检查,尤其是血管造影,明确受区肢体目前的血供情况。③设计手术方案时,在保障肢体血运的前提下,选择合理的方案覆盖创面,例如选择带蒂皮瓣、flow through 皮瓣,以及血管采用端侧吻合的方式等。若术后发生受区肢体的血运障碍,应当积极地尽早手术,重建肢体血运(图 17-3)。

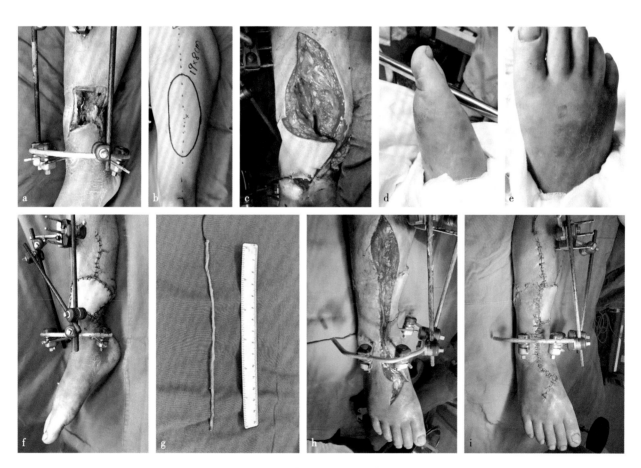

图 17-3 受区肢体血运障碍的表现和处理

a. 小腿创面;b. 切取股前外侧皮瓣;c. 术中将胫后动脉与皮瓣动脉行端端吻合;d、e. 术后出现足趾颜色苍白,皮温显著降低;f. 探查术前足部的血供表现;g~i. 重新将胫前动脉和足背动脉进行吻合,取对侧大隐静脉移植

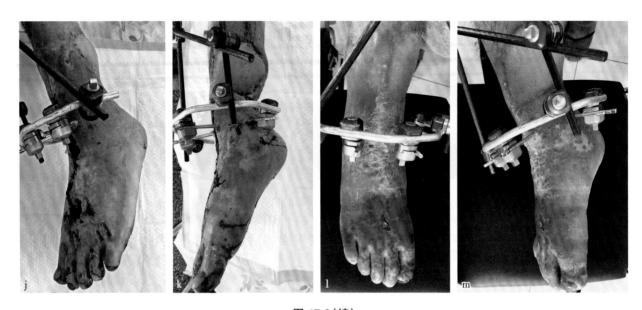

图 17-3（续）

j、k. 术后 2 周；l 和 m. 术后 6 个月，足部血运稳定

第三篇　答疑解惑篇

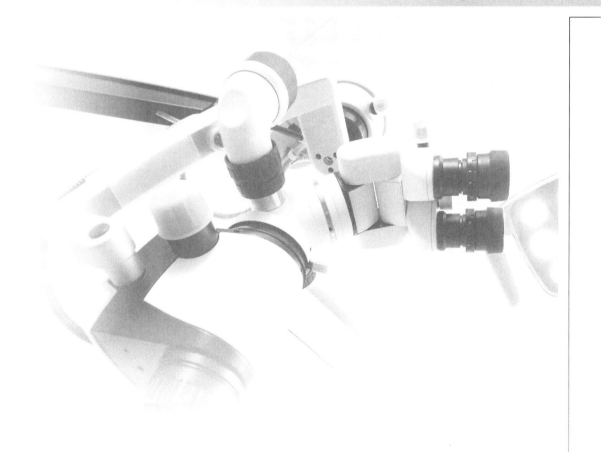

第十八章

基础知识题集

1. 现代显微外科的开端和奠基人。

答：现代显微外科技术的奠基人应当是美国的 Jules Jacobson 和 Harry Buncke。1960 年,Jules Jacobson 首先报道了在显微镜下吻合直径 1.4mm 的细小血管,并提出了"microsurgery""显微外科"的概念。1964 年,Harry Buncke 成功完成兔耳再植手术,首次完成了直径小于 1mm 的血管吻合。

2. 手术显微镜的分类。

答：显微外科手术中常用的显微镜包括头戴式显微镜和落地式(立式)显微镜。头戴式显微镜可以固定在眼镜或头架装置上,通常的放大倍数范围为 2.5~4.5 倍;落地式显微镜结构复杂,放大的倍数范围较大,可以从 4 倍放大至 20~30 倍,甚至更大。

3. 手术显微镜的基本结构。

答：手术显微镜的基本结构包括光学系统、照明系统、底座系统、支架系统和摄像系统。

4. 手术显微镜需要调节的内容和顺序。

答：手术医生通常需要调节的内容主要包括以下几项,放大倍数、瞳距和屈光、手术视野、光源亮度、焦距等。手术显微镜调节的基本顺序:初步调整放大倍数、调整瞳距和屈光、调整术野、调整光源亮度、确定放大倍数,最后调整焦距。

5. 瞳距和屈光不正的调整。

答：瞳距是指两眼瞳孔中心之间的距离,多数人的瞳距在 58~64mm 之间。操作者若存在屈光不正,摘去眼镜后,可以根据屈光不正的度数对位于目镜的屈光调节旋钮进行调整。按照远视或近视,分为"+"或"-",每 100° 对应 1 个刻度。

6. 显微外科器械的基本配置。

答：一套显微外科器械的最基本配置应当包括三把显微镊子、一把显微持针器、一把显微剪刀,以及两个血管夹和一个冲洗针头。

7. 显微镊子的主要用途。

答：显微镊子在术中主要用于,①夹提和分离细微组织,例如游离血管或神经时,夹持外周的疏松结缔组织和外膜;冲洗管腔时,摘除管腔中的微小血栓等。②扩张血管管腔,对于管径细小的血管,可以用显微镊子伸入管腔,进行轻柔的扩张。③管腔内部或外部支撑提供张力,进针时,将显微镊子尖端伸入管腔,轻轻向上垫起管壁,便于进针。出针时,显微镊子推挤出针处管壁,便于出针。④夹持缝线和血管夹等。

8. 显微镊子使用中的注意事项。

答:显微镊子用于术中夹持组织和缝线,其尖端2~3mm是发挥夹持作用的主要部位。显微镊子尖端的直径细小,因此夹持时操作者使用的力度非常关键。力量太小,无法牢固夹持组织和缝线;而力量太大,则很容易使显微镊子的尖端变形,造成器械的损伤。初学者容易出现的错误包括两个方面:首先,夹持的部位不正确。例如在夹持缝线时,初学者喜欢用相对宽大的尖端近端部分夹持缝线,而非显微镊子的尖端。这样既不容易控制夹持的力度,还会由于镊子尖端暴露过长,干扰后续的操作。其次,夹持的力度过大。显微镊子的尖端纤细,精密对合后,才可以牢固地夹持组织和缝线。初学者为了能够牢固夹持,容易使用较大的力量,这样容易损伤显微镊子的尖端部位,造成尖端无法精确对合,导致不能牢固夹持。正确使用显微镊子的方法应当是用镊子的尖端部位进行夹持操作,力度为刚刚能够稳定夹持或略大一些的力量即可。

9. 显微剪刀的主要用途。

答:显微剪刀在术中主要用于,①分离血管、神经、淋巴管。②修剪血管外膜和管壁外疏松结缔组织。③修剪血管和神经的断端。④6-0~12-0缝线的剪线工具。

10. 术中如何保护显微外科器械?

答:显微外科器械精细尖锐,容易损伤。术中保护显微外科器械措施如下:

(1) 手术台上,显微外科器械与普通器械分开放置,不可将显微剪刀或显微镊子等尖锐的部分撞击其他器械。

(2) 显微外科器械放置于稳定安全的地方,以免不慎坠落或磕碰。

(3) 不可用显微剪刀和显微镊子剪切、夹持体积较大或质地较硬的组织。

(4) 及时擦洗显微外科器械上的血迹,以免附着杂物,影响使用和污染显微镜下术野。

11. 显微外科缝线的基本特点。

答:显微外科缝线均为无创伤缝线,缝线的编号从6-0开始,至12-0。常用的缝线型号为7-0至10-0。显微外科缝线的基本特点包括:缝线表面光滑、抗张强度好、不可吸收、惰性强。显微缝线多为尼龙线和聚丙烯线,尼龙线更为光滑,而聚丙烯线组织反应小。

12. 显微外科缝针的基本特点。

答:显微外科缝针的基本特点包括穿刺力强、硬度和强度高、韧性好、针线比小、可视度高,以及夹持稳定性好。

13. 显微镜下操作的特点。

答:(1) 显微镜下视野内的组织结构放大,便于进行肉眼下无法完成的精细操作。

(2) 显微镜下视野缩小,操作的空间和范围有限。

(3) 显微镜的景深有限,物体的上下移动可以造成术野的不清晰。

(4) 由于放大效应,轻微的动作不稳定,在镜下均会非常明显,影响手术操作。

(5) 分别在肉眼和镜下操作时,视力的调整需要适应。

14. 显微镜下操作的要点。

答:(1) 动作轻柔稳定。

(2) 同一平面操作。

(3) 显微外科器械规律摆放。

(4) 保持舒适体位。

(5) 双手配合操作。

15. 显微外科培训的过程。

答:显微外科培训常规分为以下三个阶段,依次为实验室显微外科操作训练、临床理论培训与手术观摩、临床实践操作。三个阶段应当依次进行,只有在完成了前两个阶段的培训内容后,才具备进行临床实践操作的资质。

16. 实验室培训常用的操作模型。

答：实验室培训的操作模型包括非动物模型和动物模型。最初的训练主要是非动物模型，例如纱布、橡胶皮片和硅胶管等。在熟练掌握显微镜、显微外科器械的使用和显微外科基本技巧后，开始使用动物模型进行动、静脉吻合和神经吻合的训练。常用的动物模型包括冰鲜鸡腿的股动脉、兔耳缘动脉和静脉、大鼠颈总动脉和静脉、股动脉，以及鼠尾动脉等。

第十九章

血管修复题集

1. 血管的结构解剖。

答:动脉和静脉均由内膜层、中膜层和外膜层组成。

(1) 内膜层很薄,由内皮细胞层、内皮下层和内弹性膜构成。

(2) 中膜层相对较厚,包括多层环形排列的平滑肌。

(3) 外膜层主要由结缔组织构成,包括中膜和外膜分界处致密的外弹性膜层,外弹性膜层以外血管壁的营养血管、淋巴管,以及调节血管张力的神经纤维等构成的疏松外膜层。

2. 血管吻合的基本步骤。

答:基本步骤包括游离血管、修剪血管断端、调整血管吻合口张力、修剪血管外膜、冲洗管腔和扩张吻合口、吻合血管,以及检查吻合口质量。

3. 血管游离的要点

答:①用显微剪刀锐性分离;②结扎并切断细小的血管分支;③游离范围,直径 2~3mm 以下血管,两端游离 0.5~1cm;直径 2~3mm 以上血管,两端游离 1~2cm。

4. 血管吻合口质量的判断。

答:正常的血管管壁柔韧、有弹性、无水肿、不分层,管腔内壁呈乳白色或淡粉色,腔内无异常结构,无透明或红色血栓,无絮状结构。正常的动脉近端搏动性射血,喷射有力。正常的静脉近端会有静脉血涌出。

5. 血管吻合口张力的判断和调整。

答:最佳的血管吻合张力应当是在血管吻合口对合时,血管无迂曲,并且张力很小。吻合口张力过大时,需要进行血管移植;血管迂曲时,可以修剪血管至合适的长度。

6. 血管外膜修剪的要点。

答:血管外膜修剪的要点是修剪范围和层次。修剪范围以血管外膜和疏松结缔组织不干扰血管吻合为原则,常规为 0.5~1cm;修剪层次不要超越白色质韧的外弹性膜,避免损伤中膜肌层。

7. 血管吻合时进针要点。

答:进针要点包括进针角度和进针位置。进针方向与血管壁垂直或接近垂直(70°~90°)。进针边距,即进针点距离血管缘的距离,通常为血管厚度的 2 倍。进针时,将显微镊子尖端置入管腔内,轻轻地垫起进针部位,给予适当的张力,便于进针。

8. 血管吻合时针距的要求。

答：针距是相邻两针之间的距离，通常针距要求为边距的2倍。针距过密，会增加操作时间；针距过大，容易发生吻合口漏血。

9. 血管吻合质量的检查方法。

答：血管吻合口通畅的检查方法包括外观检查、抬举试验和勒血试验。

（1）外观检查：成功的吻合口外观饱满，呈圆柱状，无局部凹陷，无漏血。若出现明显的凹陷，多数情况下为吻合时缝至对侧管壁。此时，需要找到并剪除该线结，并进行重新吻合。明显漏血的部位说明针距过大，需要加针。

（2）抬举试验：在吻合口远端，用显微镊子将血管轻轻抬起，若吻合口通畅，则血管仅出现轻度的变形；若吻合口通血不畅，则管腔内血液充盈少，管壁压力低，抬举血管时，会出现明显的变形。

（3）勒血试验：在吻合口远端，用两个显微镊子夹闭管腔。位于远端的镊子向远端滑动0.5~1cm，将该段的管腔排空。然后松开近端的显微镊子，若该段管腔迅速充盈，则表明吻合口通畅，否则表明吻合口通血不畅。

10. 简述端端吻合的两定点法。

答：端端吻合最常采用的是两定点法。首先缝合相距180°的两点位置，然后完成管壁一侧的缝合；吻合口翻转180°，再缝合管壁的另外一侧。具体的缝合顺序如下：

（1）缝合位于9点位置的第一针。

（2）缝合位于3点位置的第二针。

（3）缝合位于0点位置的第三针。

（4）根据血管直径，在0点与3点之间，9点至0点之间加针，完成管壁一侧的缝合。

（5）缝合位于6点位置的对侧管壁。

（6）根据血管直径，在6点与3点之间，6点至9点之间加针，完成管壁另一侧的缝合。

11. 端端缝合中，为什么第一针和第二针最为关键？

答：缝合第一针时，需要将血管摆放理顺，避免血管发生扭曲。缝合第二针时，两个断端的进、出针点一定要对应，这是后续针距均匀的重要保障。

12. 端侧吻合的主要适应证。

答：端侧吻合主要适用于两类病例，①血管直径差异过大，相差两倍或两倍以上，端端吻合困难的病例；②供血的血管非常重要，不能截断行端端吻合的病例。

13. 端侧吻合时，吻合口的处理。

答：受血和供血血管吻合口的准备如下：

（1）受血血管吻合口：将血管剪成约45°斜面，这样顺应血流方向，不容易出现吻合口部位血管的扭曲变形。

（2）供血血管吻合口：在血管壁上按照受血血管吻合口的直径裁剪椭圆形血管壁裂孔。可以用显微缝针挑起血管壁或缝合一针作为牵引，保持局部管壁张力的情况下，在血管壁上用显微剪刀修剪椭圆形裂孔。

14. 血管缺损时常用的修复方式。

答：当吻合血管存在缺损时，应当进行血管移植。常用的移植血管包括：自体静脉、动脉和人工血管。其中，自体静脉最常用于血管移植。

15. 常用的自体静脉移植。

答：(1)指固有动脉和／或指总动脉，前臂远端掌侧皮下静脉。

（2）尺动脉和桡动脉，小隐静脉。

（3）胫后动脉和胫前动脉，大隐静脉小腿段。

（4）腘动脉和肱动脉，大隐静脉大腿段。

16. 静脉移植的要点。

答:(1) 无创操作,切取移植静脉时,注意无创操作,可以同时切取血管周围少量的软组织,以避免移植血管切取后出现顽固性疼挛。

(2) 静脉倒置,为了防止血液反流,肢体静脉内膜形成了静脉瓣结构。因此,当静脉移植修复动脉缺损时,应当倒置移植的静脉,以保障血流的顺畅。

(3) 静脉解痉,当移植静脉切取后出现顽固的血管痉挛时,首选液体灌注扩张法予以解痉。此外,还可以选用热敷或药物等解痉方法。

(4) 移植静脉的长度,由于静脉切取后长度会有 30% 左右的回缩,但同时静脉本身又有 22% 的伸展性。因此,移植静脉切取的长度应较实际缺损多 20% 左右为宜。

(5) 血管直径匹配,移植静脉的选择见上题。

17. 血管吻合术后药物的使用方法。

答:"三抗"药物,即抗凝药物、抗痉挛药(解痉药物),以及抗生素,常规使用 1 周。

(1) 抗凝药物为低分子右旋糖酐,500ml 静滴,每天一次;或低分子肝素,1 支,皮下注射,每天一次。

(2) 解痉药物为罂粟碱,30~60mg 肌注或微量泵泵入,每 6 小时一次。1 周后,药量减半,使用 3 天左右停药。

(3) 常规静脉抗生素。

18. 血管吻合术后,血运观察的临床指标。

答:血管术后 24 小时内,每小时观察血运一次;24 小时后,每 2~4 小时观察血运一次。临床的观察指标包括:皮肤颜色、皮肤温度、皮肤张力、毛细血管反应时间,以及皮缘或针扎出血。

(1) 皮肤颜色:皮肤颜色是血运观察比较敏感和可靠的指标。血运正常时,皮肤的颜色和其他区域皮肤颜色基本一致。当皮肤颜色变浅或苍白时,表明可能存在动脉痉挛或栓塞。当皮肤早期出现紫红色瘀点,逐渐融合成片时,并由紫红色进展为紫黑色时,表明静脉出现栓塞。

(2) 皮肤温度:皮肤温度常规在 33~35℃,与对侧比较温差小于 2℃。当皮温明显降低时,表明组织的灌注异常;皮温明显升高,可能局部有炎症反应。

(3) 皮肤张力:皮肤的肿胀程度也是比较可靠的指标。组织移植或肢体再植后,均存在轻度的肿胀。若出现组织干瘪,无光泽,则出现动脉危象的可能性较大。若组织肿胀明显,甚至出现水疱,则主要是静脉危象。

(4) 毛细血管反应时间:毛细血管反应时间是指用器械或指端按压局部皮肤,并迅速移开后,局部皮肤血液重新充盈,恢复初始颜色的时间。正常情况下,毛细血管反应时间为 1~2 秒。动脉痉挛或栓塞时,毛细血管反应明显减慢或消失。静脉栓塞时,早期表现为毛细血管反应时间过短,而后期则明显减慢或消失。

(5) 皮缘或针扎出血:正常情况下皮缘或针扎出血为鲜红色动脉血,出血速度较快。若出血为暗红色,但出血速度非常缓慢,表明皮瓣内血液灌注不足,可能为动脉危象。若出血为暗红色,但出血速度过快,表明回流异常,可能为静脉危象。

19. 简述血管痉挛的处理原则。

答:术中血管痉挛常出现于动脉,表现为血管突然变细,通血不畅。术中可以用升高室温,温热生理盐水纱布热敷;同时静脉小壶给予罂粟碱 30mg,或痉挛血管周围软组织直接注射少量罂粟碱;也可以用显微镊子或显微持针器夹持血管周围结缔组织,对血管挛缩部位进行轻柔地机械性牵张以解除血管痉挛。

术后的血管痉挛可以通过严格制动,升高室温,局部或肌注解痉和镇痛药物,并继续使用抗凝药物进行预防。若镇痛效果良好,仍然不能解除血管痉挛,可以请麻醉科协助,阻滞交感神经,例如在 B 超引导下上肢阻滞星状神经节,下肢阻滞腰前的交感神经节等。处置后观察 1 小时,若无改善,尽早进行手术探查。

20. 简述血管栓塞的处理原则。

答：术中血管栓塞时,吻合口近端的管径增粗,吻合口远端管腔充盈差,管壁塌陷。多数情况下,吻合口栓塞主要与血流速度慢和血管内膜损伤有关。因此,术中或术后血管栓塞后,在积极补充血容量的同时,建议尽早探查,重新进行血管吻合,必要时进行血管移植。

第二十章

神经修复题集

1. 周围神经的基本结构。

答：周围神经最外层的结缔组织层称为神经外膜（epineurium）。神经外膜向神经束间延伸形成间隔。神经干内的束状结构为神经束组，神经束组由神经束膜（perineurium）包被。神经束膜相对比较坚韧，不但对神经内膜和神经纤维起到机械性支撑的作用，并且还维持着神经内压力、神经内环境及其代谢能力的作用。神经束组内可以包括多个神经束，神经束由神经内膜包被。神经束内由多根神经纤维构成，神经纤维是外周神经中最小的结构单位。

2. 有髓神经纤维的结构。

答：有髓神经纤维由轴突，以及包裹在轴突外的施万细胞和髓鞘构成。有髓神经纤维两个相邻施万细胞之间的无髓鞘部分为郎飞结。

3. 周围神经近端部分和远端部分神经纤维的分布特点。

答：周围神经的近端部分（如臂丛的根干部），运动神经纤维和感觉神经纤维的排列并不是按照神经束分布，在一个神经束中运动神经纤维和感觉神经纤维相互交错在一起；周围神经的远端部分（如腕部的正中神经），神经束中的神经纤维功能相对单一，已经分为了运动神经束和感觉神经束。

4. 周围神经近端部分和远端部分修复方式的选择。

答：周围神经近端部分适合外膜缝合；远端部分适合束膜缝合。

5. 简述沃勒变性（Wallerian degeneration）。

答：沃勒变性是指神经损伤后，损伤部位的远端和近端发生退变的病理过程，其中以远端的变化为主。断端以远神经纤维的轴突和髓鞘变性和崩解，近端变性的范围较小，仅有 1~2 个郎飞结的神经纤维发生变性。伤后 1~3 周，沃勒变性基本完成。

6. 人类轴突再生的速度。

答：人类轴突再生速度大约 1mm/d，因此，神经损伤或神经修复后，通常需要数月才能恢复功能。

7. 神经损伤的分型。

答：最常用的神经损伤分型是 Seddon 分级和 Sunderland 分型。

8. 简述 Seddon 分级。

答：Seddon 将神经损伤分为三级。第 1 级为神经失用。该级损伤是由于短暂的压迫或牵拉造成神经的轻微损伤,神经解剖结构完整,仅表现为神经传导阻滞,恢复效果好。第 2 级为轴突断裂。该级损伤中神经纤维的髓鞘完整,轴突能够顺利再生,损后良好。第 3 级为神经断裂。神经完全中断,需要手术干预,为神经再生和肢体功能恢复提供最大的可能性。

9. 简述 Sunderland 分型。

答:Sunderland 分型系统中,共有五型神经损伤。1 型为神经性失用;2 型为轴突断裂;3 型为神经内膜损伤;4 型为神经束膜损伤;5 型为神经外膜损伤,神经断裂。1988 年,Mackinnon 和 Dellon 进一步增加了第 6 型,即神经连续性存在,但合并不同程度的神经损伤,需要通过显微外科技术进行修复。

10. 神经断端的修整。

答:从病灶端开始,向正常的神经部分逐个横断面切开,每次切开的间距为 2mm,直至断面上出现柔软的、凸起的神经束颗粒,该断面即为正常的神经断面。

11. 神经缝合的常用方法。

答:神经外膜缝合、神经束膜缝合、神经端侧缝合,以及纤维蛋白胶黏合。

12. 神经外膜缝合的要点。

答:神经外膜缝合的要点包括,①无张力缝合;②神经束的精确对位;③仅缝合神经外膜,不要伤及神经束。

13. 神经束膜缝合的特点。

答:神经束膜缝合的主要优点为能够保证神经束的精确对合,有助于术后恢复良好的功能。缺点包括缝合部位可能会形成更多的瘢痕组织,以及手术操作时间长。

14. 神经缺损的修复方法。

答:神经缺损的修复方式包括,①神经的适度游离、改道和关节位置的调整;②神经导管;③异体神经移植;④自体神经移植。其中缺损范围较小时,可以采用①和②的修复方式;感觉神经缺损时,可以采用异体神经移植;大范围长段神经缺损时,采用自体神经移植。

15. 神经导管的类型和适应证。

答:神经缺损长度小于 3cm 的,可以采用神经导管来桥接神经断端。

神经导管包括生物神经导管和人工合成神经导管。生物神经导管通常为自体静脉、动脉和肌肉。其中,自体静脉套最为常用。人工合成可吸收的神经导管包括胶原蛋白、聚乙醇酸和己内酯,其中己内酯导管的疗效相对最好。

16. 不带血运的自体神经供体。

答:常用的移植神经包括腓肠神经、前臂内侧皮神经、桡神经浅支、股外侧皮神经和隐神经等。目前临床上最常用的移植神经仍然是腓肠神经。

17. 修复粗大神经缺损的方法。

答:有两种方式,一种是将数股腓肠神经编成束状进行移植修复;另一种是选择带血运的粗大神经进行移植修复。

18. 神经移位的定义、适应证,以及经典术式。

答:神经移位是指神经损伤后,其他神经作为供体,移位修复受损神经的方法。移位方式包括远位移位和邻近移位。前者广泛应用于臂丛神经根性损伤,常用的供体神经包括副神经、膈神经、肋间神经、健侧颈、神经根、胸背神经、胸前内侧神经和胸前外侧神经等。后者多用于臂丛神经损伤和高位尺神经损伤,如经典的 Obline 手术(尺神经束支移位至肱二头肌肌支)、肱三头肌长头支移位至腋神经前支、骨间前神经移位至尺神经深支等。

19. 神经修复术后肢体制动的目的和固定时间。

答:神经修复术后常规需要肢体制动,以减轻吻合口的张力。肢体制动时间为 3~4 周,若吻合口张力较大,则需要固定 6 周。

20. 神经修复术后如何监测神经的恢复情况。

答:可以通过查体和电生理检查来进行监测。查体时,沿神经的体表投影进行叩击,记录蒂内尔征(Tinel 征)的部位,该部位即为新生轴突大致到达的位置。通过对伤后不同阶段 Tinel 征部位的比较,可以判断新生轴突向远端生长的情况。此外,对术后不同阶段进行电生理检查,也有助于准确判断神经的恢复情况。

第二十一章

创面修复题集

1. 创面的基本类型和治疗原则。

答:根据是否存在深部结构外露可以将创面分为表浅创面和深层创面,深部结构包括骨与关节、神经、动脉和肌腱。表浅创面无深部组织外露,可以通过植皮覆盖创面。而深层创面则通常需要皮瓣或肌瓣进行修复。

2. 植皮的分类和特点。

答:根据皮片的厚度,可以分为刃厚皮片、中厚皮片和全厚皮片,其中刃厚皮片和中厚皮片属于断层皮片。全厚皮片包括皮肤全层,皮片成活后质地良好,多适用于中小面积新鲜表浅创面。中厚皮片厚度 0.35~0.65mm,主要用于条件相对较好的健康肉芽创面和大面积的新鲜表浅创面,成活后皮肤的挛缩程度和色素沉着相对较轻,也相对耐磨。刃厚皮片菲薄,厚度 0.2~0.35mm,非常容易成活,常用于条件较差的肉芽创面。但刃厚皮片远期容易出现挛缩和色素沉着,并且耐磨程度较差。

3. 植皮的供区选择。

答:全厚皮片的常用供区包括腕部掌侧、肘部掌侧、上臂内侧、腹股沟等。根据皮肤缺损的面积,用手术刀切取皮肤全层,切取的皮片用组织剪切除脂肪组织后,即可获取全厚皮片,供区要求能够直接缝合。断层皮片可以利用滚轴取皮刀、鼓式取皮刀和电动取皮刀进行切取。根据创面的类型,切取不同厚度的刃厚皮片和中厚皮片。断层皮片的切取部位包括大腿、腹部、臀部和头部等。

4. "拉网"植皮和"邮票"植皮。

答:为了减少供区皮片的切取面积,还可以将皮片进行拉网,以覆盖更大面积的创面。通常用尖刀在皮片上规律扎孔或利用打孔机制作拉网皮片。邮票植皮主要用于受区条件差的创面,为了避免整块皮片的坏死,可以将皮片剪裁为邮票大小的皮片,以减少皮片间的相互干扰。

5. 植皮手术的供区处理。

答:供区处理包括术中切取和术后处理。

(1) 刃厚皮片和中厚皮片:供区涂抹石蜡油(液体石蜡)或碘伏(聚维酮碘),助手绷紧供区皮肤,根据所需皮片厚度调整取皮刀的刻度。切取皮片后,油纱覆盖供区,加压包扎。术后定期换药,但内层敷料不要揭取,当供区创面愈合后,敷料可自行脱落。

(2) 全厚皮片:根据所需皮片的面积,15 号刀片切取全厚皮肤,将切取皮片的脂肪完整削除。供区分别缝合皮下和皮肤，直接关闭切口。术后定期换药，2 周拆线。

6. 植皮手术的受区处理。

答：术中受区充分止血后，皮片覆盖受区，缝合固定，留长线备用。油纱和网眼纱覆盖皮片后，利用所留长线打包加压。

刃厚皮片植皮术后，若无明显渗出，术后 5~7 天拆包，2 周拆线。中厚和全厚皮片植皮术后，术后 10~14 天拆包，2 周拆线。

7. 掌侧 V-Y 推进皮瓣的适应证、血供来源和切取要点。

答：掌侧 V-Y 推进皮瓣又称为 Atasoy 皮瓣，主要用于修复手指的指端缺损。皮瓣血供来源于两侧指掌侧固有动脉以及二者在指腹处汇合形成的指动脉弓。通过 V 形切开指腹的皮肤，将皮瓣向远端推进，覆盖指端创面后，切口 Y 形缝合。

8. 拇指掌侧矩形推进皮瓣的适应证、血供来源和切取要点。

答：拇指掌侧矩形推进皮瓣又称为 Moberg 皮瓣，主要用于修复拇指的指端和指腹缺损。该皮瓣的血供来源于拇指两侧的指掌侧固有动脉。切口设计为拇指两侧的侧正中切口，从拇长屈肌腱鞘管浅层掀起皮瓣，拇指皮瓣向远端推进时，双侧的血管神经束均保留在掌侧的皮瓣内。除拇指外，其他手指不适合做掌侧矩形推进皮瓣，否则易造成手指远端背侧部分的坏死。

9. 邻指皮瓣的适应证、血供来源和切取要点。

答：邻指皮瓣主要用于修复指端指腹缺损和手指掌侧皮肤缺损。在相邻手指的中节背侧切取皮瓣，翻转后修复受区的创面。该皮瓣为随意皮瓣，因此需要注意皮瓣切取的长宽比例。皮瓣切取前需要将创面的形状修整规则，有助于改善手指供区和受区的外观。此外，皮瓣的蒂部应尽可能留长，便于二期皮瓣断蒂。

10. 指掌侧固有动脉背侧支皮瓣的适应证和血供来源。

答：指掌侧固有动脉分别在手指近节和中节发出背侧支，利用上述背侧支可以设计手指背侧皮瓣修复手指远节和中节的小范围创面。其中中节中段和近节远端的两个背侧支最为恒定和常用，可以作为皮瓣的血供来源。

11. 顺行和逆行指掌侧固有动脉皮瓣的适应证和血供来源。

答：手指掌侧有双侧指掌侧固有动脉，因此以一侧指掌侧固有动脉为蒂的顺行手指侧方皮瓣，可用于修复其他更为重要手指的小范围皮肤缺损。根据是否需要重建受区的感觉功能，可以切取不含指神经的手指侧方皮瓣，以及包含指神经背侧支或指神经的手指侧方皮瓣。

双侧指掌侧固有动脉在手指掌侧存在三处交通支，并构成动脉弓，分别位于近节和中节指骨髁部的近端水平，以及远节指骨基底的远端水平。利用指掌侧动脉弓，可以分别设计以其为旋转点的手指侧方逆行指掌侧固有动脉皮瓣，覆盖手指远端创面。

12. 掌背动脉皮瓣的适应证、血供来源和切取要点。

答：腕关节背侧血管网发出第 2~4 掌背动脉，上述动脉走行于相应掌骨间隙的背侧骨间肌浅层。掌背动脉在掌骨头间水平与掌侧动脉间存在交通支，因此可以将该交通支作为皮瓣的血管蒂，设计逆行岛状皮瓣修复近指间关节(PIP)和手指近节的创面。皮瓣选取时需要注意，第 3~4 掌骨间的第 3 掌背动脉可能细小或缺如。

13. 示指背侧皮瓣的适应证、血供来源和切取要点。

答：桡动脉腕背支在穿过第 1 背侧骨间肌进入掌侧之前，发出第 1 掌背动脉。第 1 掌背动脉随即又分为三支，即桡侧支、中间支和尺侧支。尺侧支紧邻第 2 掌骨桡背侧，于背侧骨间肌浅层走行，远端延续为示指指背动脉，营养示指近节背侧的皮肤。利用第 1 掌背动脉尺侧支为蒂，可以设计示指背侧皮瓣，用于修复拇指创面。

14. 骨间背侧动脉皮瓣的适应证、血供来源和切取要点。

答:前臂背侧的骨间背侧动脉皮瓣常用于修复手背和虎口处的创面。骨间背侧动脉走行于尺侧腕伸肌和小指固有伸肌之间,骨间背侧动脉与骨间掌侧动脉在尺骨茎突近端 2~3cm 处存在交通支。利用该交通支和骨间背侧动脉作为血管蒂,可以设计前臂背侧岛状皮瓣,逆行修复手部创面。该皮瓣不损伤前臂的主要血管,但术后前臂背侧会留有瘢痕。

15. 腹部皮瓣的特点和适应证。

答:腹部皮瓣是经典的随意皮瓣,也是修复手部和前臂创面的重要皮瓣。该皮瓣操作相对简单、安全,供区损伤小。但患者的肢体需要长时间的固定,并且需要二期断蒂和皮瓣修整。

16. 腹股沟皮瓣的适应证、血供来源和切取要点。

答:腹股沟皮瓣是经典的轴型皮瓣,皮瓣的长宽比例不受约束,并且蒂部可以塑形为管状,适合修复长宽超比例或肢体体位摆放较为困难的手部和前臂创面,作为游离皮瓣可以修复全身各处的创面。腹股沟皮瓣的轴心血管为旋髂浅动脉。旋髂浅动脉来源于股动脉,为直接皮动脉,主干发出后很快分为深支和浅支。浅支在深筋膜深面走行 1cm 左右即浅出至皮下浅筋膜层。深支与浅支走行方向一致,深支在距离股动脉 7cm 处穿出深筋膜至皮下浅筋膜层。腹股沟皮瓣中包含旋髂浅动脉深支,则能够切取更大面积的皮瓣。

17. 股前外侧皮瓣血供来源和穿支的解剖。

答:股前外侧皮瓣血供来源于旋股外侧动脉降支所发出的肌皮穿支(少数来源于肌间隙穿支)。股深动脉发出旋股外侧动脉后,旋股外侧动脉很快分出升支、横支和降支。升支进入臀小肌,横支进入阔筋膜张肌,降支位于股直肌和股中间肌之间,向远端和外侧走行,沿途发出多个肌皮穿支,穿经股外侧肌和阔筋膜,营养大腿前外侧皮肤。其中最为恒定的穿支称为第一肌皮穿支,位于髂前上棘和髌骨外上角连线中点处。第一肌皮穿支近端的穿支为高位穿支,第一肌皮穿支远端的穿支依次为第二和第三穿支。股前外侧皮瓣的皮穿支多数为肌皮穿支(87%);少数为肌间隙穿支(13%)。通常第一、第二和第三穿支均从旋股外侧动脉降支发出,但部分高位穿支可能发自横支和降支的分叉部位,该部分高位穿支被称为斜支,出现概率约 12%。旋股外侧动脉降支起始处的血管直径为 2.2~4.0mm,血管蒂长度为 6~15cm,高位穿支血管蒂短,远位穿支血管蒂长。血管蒂为一动两静,动脉居中,血管蒂与股神经的股外侧肌肌支伴行。

18. 股前外侧皮瓣血管蒂和穿支游离的要点。

答:穿支的定位和血管的游离是股前外侧皮瓣切取过程中的两个重点和难点。穿支定位时,需要强调两个间隙,即股直肌和股外侧肌间隙、股直肌和股中间肌间隙。股直肌和股外侧肌间隙是探查皮瓣穿支的关键部位,而股直肌和股中间肌是旋股外侧动脉降支主干走行的间隙。多数情况下,术中在股直肌和股外侧肌间隙能够发现穿支,若未能探及皮瓣穿支时,需要结合旋股外侧动脉降支主干发出的分支部位和方向来进行穿支位置的判断。血管游离时,由于肌皮穿支细小,穿经股外侧肌时走行并不规则,因此游离存在困难。建议采用血管两端会师游离,并保留穿支的部分肌袖,以避免游离肌皮穿支时造成损伤。

19. 股前外侧皮瓣的设计原则。

答:(1) 点,以第一肌皮穿支为皮瓣中心,即髂前上棘和髌骨外上角连线中点处。

(2) 线,皮瓣轴线为髂前上棘和髌骨外上角连线,该线为股直肌和股外侧肌间隙;腹股沟中点与髂前上棘和髌骨外上角连线中点的连线为旋股外侧动脉降支的体表投影。

(3) 面,股直肌和股中间肌间隙,旋股外侧动脉降支走行的平面;股直肌和股外侧肌间隙,肌皮穿支位于该间隙外侧。

20. 简述股前外侧皮瓣的优势。

答:股前外侧皮瓣具有很多优点,包括血管解剖恒定、血管蒂为非主干血管、血管蒂长、皮瓣切取范围大、覆盖方式灵活、可以同期修复受区感觉、供区损伤相对较小,以及切取体位方便等。旋股外侧动脉降支为股深动脉的分支,穿支恒定出现,穿支缺如率仅 1.8%。由于有多个穿支供应皮瓣血运,因此,一方面皮瓣可以切取的范围很大,从 10cm×8cm~35cm×20cm;另一方面,股前外侧皮瓣的覆盖方式多样,如 kiss 分叶皮瓣、筋膜分叶皮瓣、flow through 皮瓣、超薄皮瓣,以及超大皮瓣等。股外侧皮神经的外侧支经过股前外侧区域,如果受区需要重建感觉,可以将股外侧皮神经带入皮瓣。股前外侧皮瓣仰卧位切取,患者体位摆放方便。通常情况下切取宽度小于 9cm 的股前外侧皮瓣,供区可以直接闭合。

第二十二章

再植再造题集

1. 手指重要解剖结构的分布。

答:手指掌侧,指屈肌腱位于屈肌腱鞘管内。屈肌腱鞘管两侧为血管神经束,指掌侧固有动脉位于指固有神经的背外侧。手指背侧,指背静脉网位于真皮深面的薄层脂肪组织层中,指伸肌腱和伸肌腱装置位于皮下脂肪组织层的深面。

2. 手指离断的分类。

答:临床常用两种分类方法。根据离断手指与近端肢体组织的连接情况,断指分为完全离断和不全离断。完全离断是指离断手指远端和近端手指无任何连接,或仅以肌腱相连。不全离断是指离断手指远端与近端存在少量皮肤或软组织相连,远断端无血运。当创伤平面仍有较多软组织相连,尽管指端仍无血运,此时称为开放骨折伴血管损伤。另一种常用的分类方法是根据受伤机制,分为切割离断伤、挤压离断伤、撕脱离断伤和毁损离断伤。

3. 手指离断后的现场处理。

答:手指离断后,创面和离断手指的现场处理非常重要。断指的近端创面用无菌敷料或洁净的布类加压包扎止血。离断手指需保存于低温干燥的环境中。通常用较厚的无菌或清洁敷料包裹断指,放入密闭的塑料袋中,再搁置于盛有冰块或冰棒的容器内。

4. 断指再植的手术适应证。

答:(1) 全身情况,重要脏器无合并损伤、无严重基础疾病。

(2) 年龄因素,年龄小于 60 岁,若身体条件好,可放宽至 70 岁左右。

(3) 精神因素,有主观再植的要求,依从性好。

(4) 断指条件,断指外观完整,热缺血 6~8 小时以内。

5. 断指再植的基本步骤。

答:基本步骤从内到外,依次为骨骼、肌腱,最后修复血管和神经。

6. 断指再植中血管修复的要点。

答:修复两动三静,或仅修复优势侧指掌侧固有动脉,即一动两静的方式。顺序可以先动后静,也可以先静后动,但初学者建议先动后静顺序吻合。血管的游离和修复在 8~10 倍的显微镜下进行。指掌侧固有动脉位于指屈肌腱鞘管两侧,与指神经伴行,指掌侧固有动脉位于指神经的背外侧。游离并修剪至正常血管结构后,10-0普理灵缝线修复指掌侧固有动脉。指背静脉的显露有一定困难,可以紧贴真皮层锐性分离指背浅筋膜的脂肪层,将指背静脉保留在浅筋膜内。此后,将皮肤翻折固定后,显露和吻合指背静脉相对容易,10-0普理灵缝线修复指背静脉。对于指背静脉条件差的病例,也可以吻合管径细小的掌侧皮下静脉。

7. 断肢再植的主要特点。

答:与手指离断不同,离断肢体中含有大量的肌肉组织。因此,术前应当对全身情况和肢体情况进行更加严格的评估,术前和术中需要输血纠正血容量不足;术中需要对离断肢体进行预防性切开减张,并尽可能早地完成离断肢体的通血;术后要预防通血后离断肢体中大量毒素入血可能导致的其他重要器官损伤等。

8. 断肢再植的手术禁忌证。

答:(1) 合并其他严重外伤或基础性疾病;或年龄超过60岁。

(2) 离断肢体毁损。

(3) 热缺血时间过长,尤其是近端肢体离断病例,热缺血时间超过6~8小时。

(4) 已经出现严重的肌肉缺血:表现为离断平面位于肘关节近端时,手指被动活动僵硬;离断平面位于肘关节远端时,拇指被动活动僵硬。

(5) 上臂近端平面或肩关节平面离断时,臂丛根性撕脱伤。

9. 断肢再植术后全身情况的监测和处理。

答:(1) 补液、输血、调整电解质和维持酸碱平衡,每天常规静脉补液1 000~1 500ml。根据化验结果,维持体内的血容量、电解质和酸碱平衡。

(2) 重要器官功能的监测,再灌注后,血钾升高可以导致心动过速和呼吸急促,需要调整血钾,个别难于纠正的患者,甚至需要截肢处理。红棕色的尿液为肌红蛋白尿,在维持尿量100~150ml/h的同时,需要碱化尿液并给予20%甘露醇以保护肾脏功能。

10. 断肢再植的术后康复。

答:(1) 早期被动活动,肢体血运稳定后,可以开始肢体的被动活动。

(2) 肢体可能出现屈曲挛缩,需要康复师或利用支具进行早期干预。

(3) 神经重新支配肌肉后,开始主动的关节活动。

11. 拇指再造的术式。

答:拇指再造的常用术式包括虎口加深、骨皮管成形、复合皮瓣移植、示指拇化、足趾移植和蹈甲皮瓣等。足趾具备趾甲,外观相对接近手指,因此是拇指再造中最常用的术式。

12. 简介世界首例足趾移植拇指再造和首例蹈甲皮瓣。

答:1966年,杨东岳首先成功完成了第二足趾游离移植重建拇指,真正开启了足趾移位至手指的时代。1980年,Morrison利用足蹈趾趾甲、蹈趾皮瓣和传统的骨移植来重建拇指,术后获得了非常满意的外观。

13. 蹈甲皮瓣的血供。

答:蹈甲皮瓣的血供体系主要由足背动脉-跖背动脉-趾底动脉构成,回流系统主要由趾背静脉-足背静脉-大隐静脉构成。足背浅筋膜中的静脉由深、浅两个静脉网构成,浅筋膜中深层静脉网为趾背静脉-足背静脉-大隐静脉,构成蹈甲皮瓣的回流系统;而浅筋膜中浅层静脉网通常需要保留在足背的皮肤中。

14. 跖背动脉的分型。

答:根据第一跖背动脉在跖骨间隙中走行的层次,Gilbert(1976年)将第一跖背动脉分为三型,Ⅰ型跖背动脉走行于第一背侧骨间肌表面或浅层;Ⅱ型跖背动脉位置较深,走行于骨间肌之间;Ⅲ型跖背动脉细小或缺如,需切开足底皮肤,改用跖底动脉-趾底动脉系统进行蹈甲皮瓣的供血。

15. 蹈甲皮瓣皮肤切口的设计要点。

答:常规切取同侧蹈甲皮瓣,将血管神经蒂放置于再造拇指尺侧,再造拇指外观好,同时重建了拇指尺侧的感觉。根据拇指缺损的范围,设计蹈甲皮瓣的皮肤切口。胫侧皮条宽度15mm左右,皮条可以适当靠近趾底,该皮条耐磨并存在正常感觉,有助于减少对供区功能的影响。

16. 姆甲皮瓣动脉系统游离的要点。

答:通常从近端向远端显露。牵开姆短伸肌,即可显露其深面的足背动脉。沿足背动脉 - 跖背动脉 - 趾底动脉向远端分离,沿途的分支包括足底深支、跖背动脉发出的皮支和肌支,距离趾蹼缘 1~2cm 水平,第一跖背动脉与第一趾底总动脉汇成姆趾和第二趾的趾底动脉。若跖背动脉的走行判断困难时,也可以从趾蹼处由远端向近端进行分离。完整保留并游离足背动脉 - 跖背动脉 - 趾底动脉系统,并结扎各主要分支。常规需要结扎的动脉分支包括:足底深支、第二足趾趾底动脉、第一趾底总动脉,以及姆横动脉。若跖背动脉为Ⅲ型,则需要纵行切开足底皮肤,改用腓侧的跖底动脉 - 趾底动脉供血系统。

17. 姆甲皮瓣的剥离要点。

答:首先剥离胫侧甲皮瓣,注意将胫侧趾底的血管神经束保留在胫侧的皮条内。于姆趾屈肌腱鞘管的浅层掀起掌侧姆甲皮瓣,直至腓侧甲缘。掀起过程中需要结扎位于近节趾骨的姆横动脉,结扎第一趾底总动脉近端,游离腓侧趾神经并切断标记。然后剥离背侧甲皮瓣,先剥离背侧的近端部分,直至姆长伸肌腱止点,注意将趾背静脉完整保留在甲皮瓣中;背侧远端部分剥离时,紧贴趾骨骨膜用骨膜起子从胫侧剥离甲床及甲基质。剥离至趾甲腓侧后,咬骨钳于屈、伸肌腱止点的远端切断远节趾骨,完整剥离姆甲皮瓣。

18. 游离第二足趾再造手指的手术指征。

答:(1) 不同程度的手指缺损。

(2) 掌指关节以近平面的拇指缺损。

(3) 小儿拇指缺损。

19. 游离第二足趾供区的切口设计。

答:(1) 足趾背侧切口,大 V 形切口,起点位于近节趾骨的截骨平面,顶点位于近端 3~4cm 处。

(2) 两侧方切口,在姆趾腓侧和第三趾侧胫侧,切口远端可至足趾的侧方中段水平。

(3) 足趾跖侧切口,小 V 形切口,长度 2cm。

(4) 足背切口,S 形切口,至跖跗关节近端 2cm 水平。

20. 手掌平面手指再造的特点。

答:(1) 手掌平面缺损,多为 2~5 指缺损,可以选择重建环指和小指或重建中指和环指,两个相邻手指的再造有助于增加三指对捏的力量和稳定性。

(2) 游离的第二足趾需包括跖趾关节,以增加再造手指的长度和活动度。

(3) 跖骨斜行截骨,有助于改善跖趾关节过伸的形态。

(4) 第二足趾切取时,需要带第一和第三足趾较多的皮肤,用于覆盖血管蒂。

(5) 掌侧切口常需要延伸至腕部,用于显露指屈肌腱和神经的近断端。

(6) 神经和指屈肌腱多需要移植修复。

第二十三章

肢体功能重建题集

1. 什么是 FFMT?

答:FFMT 是 functional free muscle transplantaiton 的英文缩写,中文翻译为功能性游离肌肉移植。FFMT 是指将肌肉从身体的一个部位移植到另一个部位,并进行神经血管的显微吻合。肌肉的成活依赖于将移位肌肉的动静脉与受区血管进行吻合;通过将受区的运动神经与移位肌肉的神经进行吻合,肌肉获得神经再支配,并且恢复收缩能力,重建受区的相应功能。

2. FFMT 的早期实践。

答:1970 年,Tamai 成功建立了功能性游离肌肉移植的动物模型。1976 年,Harii 利用股薄肌重建面部表情肌,治疗了一例长期面瘫的患者。同年,陈中伟等成功将胸大肌的外侧部移位植至前臂,代替缺血性肌挛缩的屈指肌。1978 年,Manktelow 和 McKee 报道了 2 例分别利用股薄肌和胸大肌移植重建屈指功能的病例。

3. 肌肉收缩的生理机制。

答:肌肉收缩是粗、细肌丝之间相互滑行和重叠的动态过程。肌肉的收缩力与粗细肌丝的重叠程度呈正比。当粗细肌丝重叠最少时,肌肉处于最大牵张位,收缩力最弱。随着肌肉的缩短和粗细肌丝间重叠程度的增加,肌肉收缩力逐渐加大,直至粗、细肌丝完全重叠,此时即长度 - 张力曲线的顶点。随着肌肉进一步收缩,粗肌丝迂曲成团,肌丝重叠部分减少,收缩力明显降低。

4. 哪种类型的肌肉适合行屈指功能重建?

答:羽状肌,如拇长屈肌,尺侧腕屈肌等,肌纤维较短,其滑程与肌纤维的长度呈正比,因此滑程较短,而收缩力较大。带状肌,如股薄肌,缝匠肌等,肌纤维较长,因此滑程较长,但收缩力较小。因此,带状肌适合行屈指和伸指功能重建。

5. 常用于 FFMT 的肌肉。

答:常用于 FFMT 的肌肉包括股薄肌和背阔肌,其中股薄肌为带状肌,体积小,滑程长,是最常用的肌肉供体。

6. 股薄肌游离移植的适应证。

答:作为功能性游离肌肉移植,股薄肌移位常用于下列功能重建。

(1) 臂丛神经损伤的屈肘、伸肘、屈指和伸指功能重建。

（2）Volkmann 挛缩（缺血性肌挛缩）的屈指功能重建。

（3）面部表情肌功能重建。

7. 股薄肌的解剖位置。

答：股薄肌位于大腿内侧，在内收肌群中位于大收肌和长收肌的浅层，层次最浅。股薄肌的起点位于耻骨联合的下半部和耻骨下支的内侧。肌肉呈扁平状，向远端逐渐移行为腱性。股薄肌肌腱穿经股骨内侧髁的后方，止于胫骨近端的内侧面（鹅足）。

8. 股薄肌的血管蒂解剖。

答：股薄肌主要的血供来源于近端的血管蒂。该血管蒂多由股深动、静脉发出，也可以从旋股内侧血管发出。血管蒂位于距腹股沟约 7~12cm 处，该血管蒂走行于长收肌和大收肌间隙，位于长收肌深面和大收肌浅层。血管蒂的入肌点位于耻骨结节下方约 8~10cm 处。血管蒂长度为 6~8cm，近端动脉直径为 1.6~1.8mm，静脉直径为 1.5~2.5mm。

9. 股薄肌的神经蒂和解剖特点。

答：股薄肌运动神经支来源于闭孔神经前支（L_2，L_3，L_4）。神经支进入肌肉的位置位于血管蒂近端约 2~3cm 处，神经支与肌肉夹角 45°~60°。运动神经支可在长收肌和大收肌之间的近端切断，以增加供体神经的长度。该运动神经支也发出分支至长收肌和大收肌，当需要较长的神经蒂时，可以进行神经支的束间分离，以获取更长的股薄肌运动支。

10. 股薄肌作为 FFMT 的优点。

答：股薄肌作为功能重建应用最广泛的肌肉，具有如下优点：首先，股薄肌解剖恒定，血管和神经的变异概率很小。其次，肌肉体积小，既可以用于肢体的功能重建，也可以用于空间有限的面部修复。第三，股薄肌的运动神经支可以分为 2~3 支，因而可以切取 30%~40% 的肌肉，适合用于面部肌肉的重建；第四，股薄肌的滑程长达 5cm，能够满足需要长滑程的功能重建，如屈指功能重建等。最后，供区可以直接闭合，大腿内侧瘢痕可接受，并且供区无显著的功能缺损。

11. 股薄肌肌皮瓣的设计要点。

答：（1）点，血管蒂的入肌点位于距离耻骨结节 8~10cm 处，以入肌点为中心设计皮岛。

（2）线，耻骨结节至胫骨内侧髁的连线。

（3）面，皮岛面积需保证供区皮肤能够直接缝合，通常皮岛宽度小于 4cm。

12. 股薄肌的切取方式。

答：通常有两种切取方式，即近端切取和远端切取。近端切取多用于面部表情肌功能重建时的部分股薄肌切取；远端切取多用于肢体功能重建时股薄肌的全长切取。

13. 股薄肌肌皮瓣皮岛的设计和切取要点。

答：距离耻骨结节 8cm 处为中心，设计皮岛切口。通常宽度为 4cm，长度为 6~10cm。由于股薄肌较窄，切取皮岛时可以多切取皮下组织，以保障皮岛的血供。切开皮岛前缘、深筋膜，向前侧牵开缝匠肌，显露长收肌。自长收肌肌膜深面掀起皮岛和股薄肌，至长收肌和大收肌间隙。切开皮岛后缘切口，自大收肌肌膜深面掀起皮岛和股薄肌，至长收肌和大收肌间隙。

14. 鹅足处切口及解剖。

答：胫骨内侧髁斜行或纵行切口 3~4cm，显露缝匠肌腱膜。切开缝匠肌腱膜后，显露深面的股薄肌肌腱和半腱肌肌腱。股薄肌肌腱位于前方，半腱肌肌腱位于后方。

15. 背阔肌的解剖位置和功能。

答：背阔肌是全身最大的扁肌，位于背部的下半部和胸部的后外侧，以腱膜起自下 6 个胸椎的棘突、全部腰椎的棘突、骶正中嵴和髂嵴后 1/3 等处，肌纤维向上外行，经肱骨内侧至其前方，止于肱骨小结节嵴，主要作用为内收、内旋上肢。

16. 背阔肌的两套血供系统。

答：背阔肌有两套供血系统，分别为胸背动脉和肋间后血管。背阔肌外侧 2/3 由胸背动脉供血，内侧 1/3 和下半部由肋间后动脉营养。背阔肌主要的血供来自胸背动脉，胸背动脉起始部直径 1~3mm，血管长度 6~12cm,血管蒂为一动一静,并与胸背神经伴行。腋动脉发出肩胛下动脉后,距离肩胛下动脉起点 3~4cm 处,首先发出旋肩胛动脉。此后,肩胛下动脉的主干则延续为胸背动脉。胸背动脉向下经过大圆肌表面,沿背阔肌前缘深面和前锯肌之间向下向内侧走行,沿途发出前锯肌血管分支。胸背动脉距肩胛下角约 0~4cm 和背阔肌外缘内侧 2~3cm 处进入背阔肌。入肌后,胸背动脉分为水平支和降支,水平支平行于背阔肌上缘 3.5cm 处走行,降支平行于背阔肌外缘内 2~3cm 处走行,沿途发出肌支和皮支。第9、第 10 和第 11 肋间后血管是营养背阔肌内侧部最大的三支肋间后血管,这些肋间后血管距离正中线 5cm 处入肌。肋间后血管也是背阔肌作为逆行肌皮瓣的主要血供来源。

17. 背阔肌肌皮瓣的血管神经蒂。

答:背阔肌肌皮瓣的血供主要来自胸背血管蒂,由肩胛下血管的主干延续而来;背阔肌由胸背神经支配,该神经自臂丛后束发出。

背阔肌皮岛的穿支主要来源于胸背动脉。在肌门处半径 8~10cm 内,胸背动脉的水平支和降支发出 4~7 个皮支。皮肤穿支的直径为 0.5~1.1mm。在大多数情况下,有三个穿支来自降支,两个穿支来自水平支。胸背动脉的皮肤穿支是背阔肌肌皮瓣皮岛的血供来源,也可以作为胸背动脉穿支皮瓣的血供来源。

18. 背阔肌肌皮瓣的主要临床应用和优势。

答:在临床上,背阔肌肌皮瓣主要用于肢体功能重建和大创面的覆盖。由于背阔肌的滑程较短,因此功能重建时多为带蒂转移重建上肢功能。相对而言,游离背阔肌肌皮瓣更多用于大创面的覆盖。背阔肌肌皮瓣的主要优点包括:血管解剖恒定、管径粗大、解剖和游离相对简单、肌皮瓣面积大、可根据需要对肌皮瓣进行裁剪等。

19. 背阔肌肌皮瓣的设计要点。

答:(1) 点,肩胛下角平面与腋后线交汇处,该点大致对应胸背血管进入背阔肌的部位,以该点为中心设计背阔肌的皮岛。

(2) 线,腋窝后角至腰 $_{4,5}$ 棘突,该轴线为皮肤切开的轴线。

(3) 面,皮岛面积需保证供区皮肤能够直接缝合,通常皮岛宽度小于 6~8cm。

20. 背阔肌肌皮瓣的术后处理。

答:(1) 游离肌皮瓣术后,严格卧床,患肢石膏制动,常规烤灯,密切观察皮岛血运。

(2) 应用 7~10 天解痉药物、抗凝药物和抗生素(参见第五章相关内容)。

(3) 背部引流管放置 3~5 天拔除。

第二十四章

骨性结构重建题集

1. 临床常用带血运骨移植的供区有哪些?

答:常用带血运游离骨移植的供区包括腓骨、髂骨、肩胛骨、肋骨、股骨内侧髁等。

2. 第一例吻合血管的骨瓣。

答:1970 年,McKee 完成了第一例吻合血管的游离复合骨瓣移植,即肋骨复合组织瓣。

3. 第一例吻合血管的腓骨骨瓣。

答:1974 年,Ueba 与 Fujikawa 完成了第一例吻合血管的腓骨移植。

4. 传统不带血运骨移植和带血运骨瓣移植愈合方式之间的差异。

答:传统不带血运骨移植是依靠"爬行替代"的方式与受区骨质融合,需要经历新生血管长入、骨吸收和骨重建,重建过程缓慢。带血运骨移植的骨瓣血运丰富,与正常骨质的愈合具有相同的生物学特征,愈合速度显著早于不带血运骨移植的愈合过程。

5. 带血运骨骺移植的优势。

答:带血运骨骺移植后,骨骺保持生长活性,适合重建骨骺缺损的儿童患者。

6. 常用的骨骺移植供体。

答:目前临床疗效确切的骨骺移植为腓骨近端骨骺移植,应用最为广泛。

7. 游离髂骨的血运来源。

答:游离髂骨的血运来源包括旋髂深血管和旋髂浅血管的深支。其中,旋髂深血管髂骨骨瓣的血供更丰富,髂骨的切取范围更大。

8. 带血管蒂游离髂骨的主要优点和适应证。

答:游离髂骨具有比较坚强的外骨板和疏松多孔的松质骨,可以切取的骨瓣范围可达 10cm×4cm,并且具有轻度折弯塑形的特点。局部转位可用于修复股骨近端骨缺损,以及股骨头、颈部的病损,游离移植多用于下颌骨重建。

9. 肩胛骨骨瓣主要的血供来源。

答:肩胛骨骨瓣主要的血供来源包括肩胛上血管和肩胛下血管。其中肩胛上血管冈下支蒂肩胛冈骨瓣、旋肩胛血管肩胛骨外侧缘骨瓣,以及胸背血管肩胛骨外侧缘骨瓣相对比较常用。

10. 股骨内侧髁骨瓣的适应证和血供来源。

答：股骨内侧髁骨瓣在临床上多用于范围较小的骨缺损，如舟骨骨折不愈合等。膝降动脉在股骨内上髁12~14cm处自股动脉发出，之后依次发出隐动脉和股内侧肌支，主干延续为关节支。关节支分布于股骨内侧髁，是股骨内侧髁骨瓣的血供来源。

11. 游离腓骨干的血供来源。

答：腓骨干的血供主要来源于腓动脉。腓动脉自胫后动脉发出后，走行于小腿后部间室的深层，位于胫后肌与踇长屈肌深面。腓动脉管径粗大，两侧有腓静脉伴行。腓动脉向远端的走行过程中，沿途发出多个分支营养腓骨干。同时，腓动脉还发出多个皮穿支营养小腿腓侧的皮肤，皮穿支均位于外侧肌间隔的后方。

12. 带血管蒂腓骨游离移植的适应证。

答：骨质长段缺损（6~8cm以上）；骨性结构重建（如下颌骨重建）；骨质的血运重建（如股骨头缺血坏死的早期病例）。

13. 带血管蒂腓骨游离移植的优点。

答：腓骨骨瓣的血供来源稳定，解剖恒定；腓骨为皮质管状骨，支撑强度大；中间段的腓骨干切取对膝关节和踝关节稳定性干扰小，不会影响下肢的承重能力和整体的功能；腓骨位置表浅，操作相对容易，并且可以携带皮岛。

14. 腓动脉皮穿支的常见位置。

答：腓动脉有多条皮穿支营养小腿外侧区域皮肤。临床观察有三处腓动脉皮穿支较为粗大，分别距离外踝12cm、18cm和24cm，均位于小腿外侧肌间隔的后方。穿支部位适合设计皮岛，用于监测游离腓骨的血运和覆盖受区的小范围创面。

15. 腓骨切取长度的设计。

答：腓骨长度为35~42cm，游离腓骨移植时，通常切取腓骨中段。腓骨近端至少保留6~8cm，腓骨远端至少保留8cm，以避免影响膝关节和踝关节的稳定性。此外，为了获取更长的血管蒂，通常切取的腓骨长度大于实际所需腓骨长度。

16. 腓骨截骨的操作要点。

答：按照设计的腓骨截骨长度，在远、近端截骨部位环形剥离骨膜，注意保护腓动脉和腓静脉。此后，利用直角钳将线锯从骨膜下环绕腓骨截骨部位，用线锯分别进行截骨。

17. 腓动脉和腓静脉的显露和游离步骤。

答：腓骨远、近端截骨后，将腓骨向外侧牵开，充分显露骨间膜。距离腓骨内侧缘1~2mm纵行切开骨间膜，进一步向外侧牵开腓骨，充分显露腓动、静脉。首先结扎腓动、静脉的远端，从远端向近端游离血管，直至所需长度。

18. 腓骨切取术后供区的处理。

答：供区小腿术后制动2周，术后2~3天拔除引流条或引流管。

19. 带血管蒂腓骨游离移植术后患肢的处理。

答：严格卧床7~10天，患肢制动，烤灯持续照射1周。若游离腓骨带皮岛，需密切观察皮岛的血运。常规使用解痉药物、抗凝药物和抗生素1周。

20. 如何在术中和术后判断移植骨的血运？

答：术中主要通过对吻合口远端动脉和吻合口近端静脉的勒血试验和皮岛的血运来判断移植骨血运；术后通过观察皮岛的血运来判断移植骨的血运。此外，从骨端的愈合情况也能够间接判断移植骨是否血运良好和内固定是否坚强。

第二十五章

整形外科题集

1. 显微外科在整形外科中的主要应用范畴。

答:显微外科在整形外科中主要用于组织缺损修复和器官再造。包括:

(1) 体表皮肤软组织缺损修复,例如股前外侧筋膜脂肪瓣游离移植矫治半侧颜面萎缩、预扩张肩胛皮瓣游离移植治疗颈部瘢痕挛缩畸形、腓骨瓣游离移植再造半侧颜面短小综合征一侧的下颌骨、股薄肌肌瓣游离移植实施面瘫修复的"微笑手术"等。

(2) 体表器官再造,例如应用前臂皮瓣携带预制的肋软骨耳支架或鼻支架游离移植进行全耳或全鼻再造、腹壁下动脉穿支皮瓣游离移植乳房再造、肩胛皮瓣游离移植阴茎再造等。

(3) 肿瘤整复外科,头颈肿瘤切除后的缺损修复和器官再造,例如游离腓骨瓣移植上下颌骨再造、上臂外侧皮瓣游离移植全舌再造、股前外侧皮瓣游离移植"冰冻颈"修复、肠段游离移植食管再造、颅底肿瘤切除后皮瓣游离移植修复颅底等;乳腺癌术后乳房再造,例如腹壁下动脉穿支皮瓣游离移植乳房再造;软组织肿瘤及骨肿瘤切除后的创面修复,例如股前外侧皮瓣游离移植覆盖外露的膝关节假体;妇科肿瘤切除后创面修复,例如皮瓣游离移植外阴创面修复。

(4) 体表组织和器官的再植,例如头皮再植和阴茎再植。

(5) 异体复合组织移植,例如颜面移植、阴茎移植。

2. 世界首例游离皮瓣移植。

答:1972 年 9 月,Harii 等成功地进行了颞区头皮瓣的游离移植。1973 年,Daniel 和 Taylor 等成功地完成了腹股沟皮瓣的游离移植。

3. 中国首例游离皮瓣移植。

答:1973 年 3 月,杨东岳等成功进行了吻合血管的下腹部皮瓣移植术。

4. 世界首例异体颜面复合组织移植。

答:2005 年 12 月,Devauchelle 和 Dubernard 等在法国里昂成功实施了世界首例部分异体颜面移植手术。此次异体颜面成功移植,标志着治疗颜面部大面积损伤新的再造方法的诞生。

5. 中国首例异体颜面复合组织移植。

答:2006 年 4 月,第四军医大学西京医院整形外科成功实施了中国首例同种异体颜面移植手术。

6. 超级显微外科的定义。

答:超级显微外科是指对口径 0.3~0.8mm 的血管或单根神经束进行的显微吻合技术,也包括对口径 0.3~0.8mm 的血管所做的显微剥离技术。

7. 超级显微外科的应用范畴。

答:(1) 淋巴水肿治疗,借助超级显微外科技术,可以应用带血运的淋巴脂肪瓣或自体淋巴结移植或实施淋巴-静脉吻合重建淋巴回流治疗淋巴水肿。

(2) 神经修复,穿支血管为神经提供血液供应,借助这一技术,可实施带血运的神经移植,修复节段性外周神经缺损。

(3) 极小组织块的再植手术,例如远端指间关节近端离断手指的再植。

(4) 开发新型组织用于带血运的组织移植,如指蹼移植修复口角缺损等。

(5) 穿支对穿支血管吻合技术,在切取穿支皮瓣时仅以穿支血管为蒂,与受区口径相当的穿支血管进行吻合。

8. 穿支皮瓣的定义。

答:穿支皮瓣的定义分为狭义的穿支皮瓣概念和广义的穿支皮瓣概念。

(1) 狭义的穿支皮瓣概念:以肌皮穿支血管为蒂,切取皮瓣时需在肌肉内解剖剥离穿支血管的皮瓣为穿支皮瓣。也就是说只有以肌皮穿支血管为蒂切取的皮瓣,才可以被称作穿支皮瓣。

(2) 广义的穿支皮瓣概念:穿支皮瓣"根特"共识将穿支皮瓣定义如下,穿支皮瓣由皮肤和/或皮下脂肪组织构成,为皮瓣提供血液供应的血管为穿支血管,这些穿支血管有可能穿过深层组织(主要是肌肉),或在深层组织(主要是肌肉)之间走行。肌肉穿支血管是指穿过肌肉,并为其上的皮肤提供血液供应的血管,由肌肉穿支血管提供血液供应的皮瓣称为肌肉穿支皮瓣;肌间隔穿支血管是指仅通过肌间隔,并为其上的皮肤提供血液供应的血管,由肌间隔穿支血管提供血液供应的皮瓣称为肌间隔穿支皮瓣。目前学界多接受这一观点。

9. 血管体区的概念。

答:1987 年,Taylor 等首次提出了血管体区(cutaneous angiosome)的概念,即将由特定源动脉营养的三维复合组织单位命名为该源动脉的血管体区。血管体区包括由同一源动脉营养的肌肉、神经、结缔组织、骨骼和皮肤,每一个血管体区又可以进一步分成动脉体区和静脉体区。不同的血管体区之间通过血管口径逐渐变小的 choke 血管吻合或通过血管口径不发生改变的真性血管吻合互相联系。

10. 自由设计游离皮瓣的概念。

答:2003 年,Wei 等首次明确提出自由设计游离皮瓣的概念。术前应用超声多普勒探测到明确的血管信号,以血管信号的位置为基础设计皮瓣,按照逆向穿支血管解剖技术由浅入深对血管蒂进行剥离,直到获得足够长度和口径的血管蒂进行血管吻合。准确的穿支血管定位和逆向穿支血管剥离技术是成功切取自由设计穿支皮瓣的关键步骤。自由设计穿支皮瓣的优点包括:①只要能找到皮肤血管,就可以在人体任何部位切取皮瓣,无需过分关注源血管和血管解剖学变异情况;②可以根据修复重建工作的需要,选择最合适的皮瓣供区;③对于供区极度匮乏的患者,如严重烧伤患者,也可以在仅存的正常皮肤部位设计皮瓣。

11. 皮瓣显微修薄技术。

答:皮瓣显微修薄技术是指在显微镜下借助特殊的设备和器械对皮瓣进行修薄的手术技术。2002 年,Kimura 首次报道穿支皮瓣显微修薄技术,在手术显微镜下对脂肪层内的穿支血管进行解剖剥离,去除穿支血管周围的脂肪组织,将抵达真皮下血管网的穿支血管完全裸露出来,然后可在一个更加表浅的层次很容易地掀起皮瓣。口腔衬里、裸露的关节、手足部位缺损的修复常需要非常薄的皮瓣,应用皮瓣显微修薄技术对一些传统的组织瓣或穿支皮瓣进行修薄,可以获得良好的治疗效果。

12. 什么是血流架桥皮瓣?

答:血流架桥皮瓣(flow through flap)是一种特殊形式的游离皮瓣,是指在皮瓣转移时,携带小段穿支的源血管,其近端与受区主干血管近端吻合、远端与受区主干血管远端吻合,在修复缺损的同时,恢复远端组织的血液供应。肢体创伤、肿瘤切除、感染或周围血管疾病造成皮肤软组织缺损的同时存在血管损害,治疗十分困难,此时应用血流架桥皮瓣可以在缺损修复的同时完成血管的修复或重建。

13. 判断皮瓣血运新技术有哪些?

答:多种新技术可以辅助外科医生对皮瓣血运进行临床判断,在一定程度上降低了皮瓣并发症的发生率。例如:

(1) 吲哚菁绿荧光造影技术:吲哚菁绿是一种荧光剂,进入人体血液后和血红蛋白相结合,在红外线光激发下显影,可以用于皮瓣动脉灌注和静脉回流的客观观察和量化评估。

(2) 红外热成像技术:人体表面各部位的皮温不同,近血管处的皮温升高,所发射的红外信号可被红外热成像技术所捕捉,基于此原理,该技术被用于皮瓣血运评估。

(3) 近红外光谱血氧饱和度检测技术:氧合血红蛋白及去氧血红蛋白可以吸收、反射不同波长的光谱,血氧饱和度检测仪可以检测到这种信号,且可以将其以血氧饱和度百分比的形式呈现出来,这一技术被用于游离皮瓣术后血管危象的监测,具有较高的敏感度和特异性。

14. 股前外侧皮瓣。

答:旋股外侧动脉发出众多分支,为大腿前侧的肌肉、筋膜和皮肤提供血液供应。股前外侧皮瓣是以旋股外侧动脉穿支血管为蒂的组织瓣。1984 年,宋业光等首次报道该皮瓣。目前,股前外侧皮瓣是临床应用最多的皮瓣之一,皮瓣位置隐蔽、供区继发损害小、设计灵活,广泛用于头颈部和四肢缺损的修复。

15. 腹壁下动脉穿支皮瓣。

答:腹壁下动脉穿支皮瓣是以腹壁下动脉穿支血管为蒂的穿支皮瓣。1989 年,Koshima 等首次报道该皮瓣;1994 年,Allen 等报道应用该皮瓣实施乳腺癌乳腺切除后的乳房再造。目前,该皮瓣已取代下腹部横行腹直肌肌皮瓣,成为自体组织乳房再造的“金标准”,极大降低了腹部供瓣区的损害和畸形。皮瓣还可用于头颈部和下肢缺损的修复。

16. 胸背动脉穿支皮瓣。

答:胸背动脉穿支皮瓣是以胸背动脉穿支血管为蒂的穿支皮瓣。1995 年,Angrigiani 等首次报道该皮瓣。胸背动脉穿支皮瓣设计灵活、血管蒂长、可切取面积较大。作为游离皮瓣,可广泛用于修复头颈部、躯干和四肢缺损。

17. 臀上和臀下动脉穿支皮瓣。

答:臀上和臀下动脉穿支皮瓣是以臀上和臀下动脉穿支血管为蒂的穿支皮瓣。1993 年,Koshima 等报道以骶骨旁穿支为蒂的臀动脉穿支皮瓣。1995 年,Allen 等报道应用臀上动脉穿支皮瓣实施乳房再造。对于不能或不适合切取下腹部皮瓣的患者,可切取臀部皮瓣用于乳房再造,具有供区损害轻、与对应的肌皮瓣相比血管蒂长、无需静脉移植、脂肪组织量充足、切口瘢痕隐蔽等优点。

18. 游离皮瓣在乳房再造中的应用。

答:可以用于乳房再造的游离皮瓣有多种,应用较多的有腹壁下动脉穿支皮瓣、下腹部横行腹直肌肌皮瓣、臀上/臀下动脉穿支皮瓣,其他皮瓣还包括腹壁浅动脉穿支皮瓣、腰动脉穿支皮瓣、股前外侧皮瓣、横行股薄肌肌皮瓣、股深动脉穿支皮瓣等。目前,腹壁下动脉穿支皮瓣为自体组织乳房再造的“金标准”,手术技巧日臻完善,可以通过外增压、内增压和超回流的方式增强皮瓣远端血液循环,还可以携带血管化淋巴结瓣再造乳房的同时治疗上肢淋巴水肿。

19. 简述血管化淋巴组织移植治疗乳腺癌术后上肢淋巴水肿。

答:吻合血管的、含有淋巴结和淋巴组织的淋巴结瓣游离移植是治疗淋巴水肿的一项新技术。2006 年,Lin 等报道吻合血管的腹股沟淋巴结瓣移植可显著改善乳腺癌术后上肢淋巴水肿。他们认为动脉管腔内高压力的血液流入、口径较大的静脉血管内血液流出和淋巴结一起形成“内在泵”机制,使周围组织内的淋巴液不断地被吸收到淋巴结内,随着皮下组织内压力的增加,原来的淋巴管重新开通,新生淋巴管形成,血管化淋巴结瓣移植尤其适用于传统治疗方法无效的、Ⅱ期(中度)和Ⅲ期(重度)淋巴水肿患者。

20. 为面瘫重建提供动力的供区神经有哪些?

答:如为单侧面瘫,另一侧的面神经完好,那么可以通过跨面神经移植的方法,将健侧面神经作为动力来源,这是首选的方法,因为这样可以使面瘫的患者获得双侧协调一致的面部表情。移植的神经一般选择腓肠神经或隐神经。如为双侧面瘫,可以选用同侧的其他脑神经作为动力来源,例如咬肌神经、舌下神经和副神经,神经吻合时需要应用端侧吻合的方法。如以上神经功能都受损,则可以选择 C_7 神经根作为动力来源。

21. 对于一侧完全性面瘫,需要重建的主要面部表情单位有哪些?

答:需要重建的面部表情单位包含,

(1)重建上面部的眼轮匝肌动力,来恢复闭眼和眨眼的功能。

(2)重建中面部的提上唇和口角的表情肌肌群动力,来恢复微笑等表情和相关的功能。

(3)重建下面部的下唇表情肌肌群动力,来恢复口唇的正常位置和降下唇有关的表情,如失望、悲伤等。

22. 列举面瘫重建中常用的功能性肌肉移植方法。

答:面神经损伤时间超过两年,面部表情肌一般会发生萎缩和纤维化,失去肌肉自身的功能,此时需要用其他部位的肌肉移植来替代表情肌的功能。功能性肌肉移植可以通过带蒂或者游离的方式进行。带蒂的额肌肌瓣或游离的颈阔肌肌瓣移植可以用于上面部的功能重建;带蒂的颞肌肌瓣、游离的股薄肌肌瓣或胸小肌肌瓣移植可以用于中面部的功能重建,后者常用于儿童患者;带蒂的颈阔肌肌瓣或二腹肌肌瓣移植可以用于下面部的功能重建。

第二十六章

眼 科 题 集

1. 理想的眼科手术显微镜需要满足哪些条件?

答:(1) 显微镜的照明系统需要配置斜照光源与同轴光源,亮度均匀,可随意改变光照亮度,并采用冷光源,附设滤光片,避免强光照射引起的视网膜损伤及术者的眩目。光照亮度可达 6 000lx。

(2) 操作距离适度,物镜焦距 15~20cm,术者眼与术野的距离在 35~38cm,便于操作和避免视疲劳。

(3) 术者目镜放大率在 10 倍左右,能在 4~40 倍率之间自动变焦,保持视野清晰;助手的目镜焦距与术者必须相同,能在 2~10 倍率之间变焦;两者的影像必须是正立体视野。

(4) 术者及助手的目镜可以调节屈光度及瞳距,并能够改变视角。

(5) 其他:有可灵活转动、固定可靠的支架系统;灵敏而准确的脚控开关装置;容易安装其他附件系统,如摄影、录像等;体积不大,容易清洁消毒和维修。

2. 眼前节内眼手术的"绿色通道"指的是什么?意义在于什么?

答:眼前节内眼手术的"绿色通道"指的是前房穿刺切口。行前房穿刺的目的在于用平衡盐溶液或空气形成前房,冲洗前房,或保持正常眼压,有时甚至可以挽救濒于失败的手术。

3. 白内障超声乳化手术中成功连续环形撕囊(CCC)的显微操作要点。

答:(1) 将黏弹剂充满前房至晶状体前部变平,有助于保证成功连续环形撕囊所需的周向力。

(2) 用撕囊镊单边的尖部在前囊中心刺穿囊膜,向外侧向延伸 1~2mm,起瓣。

(3) 利用周向力来保持前囊瓣被环形拖拽,而非径向力,否则易将前囊撕裂。

(4) 撕囊接近角膜主切口时避免进出器械,避免将囊膜带出前房造成前囊撕裂。

4. 抗青光眼术后浅前房的分级。

答:(1) 浅Ⅰ级,全部有极浅的前房,周边前房呈裂隙状小于 1/5 角膜厚度。

(2) 浅Ⅱa 级,仅虹膜小环内有极浅前房。

(3) 浅Ⅱb 级,仅瞳孔区有极浅前房。

(4) 浅Ⅲ级,虹膜、晶状体全部与角膜相贴,前房已经完全消失。

5. 抗青光眼术后浅前房的原因分析。

答:(1) 低眼压浅前房,滤过过强(巩膜瓣过薄、巩膜瓣缝线松解、巩膜缝线拆除过早);结膜伤口渗漏(结膜瓣后退、伤口裂开、伤口术中损伤);睫状体脉络膜脱离(术中眼压波动过大、术前顽固高眼压、存在基础血管性疾病,如糖尿病、高血压、斯德奇 - 韦伯综合征(Sturge-Weber syndrome)等。

(2) 高眼压浅前房,又称睫状环阻滞性青光眼或恶性青光眼。闭角型青光眼术后易发生,其原因主要是解剖易感性(尤其合并高度远视者,角膜小、浅前房、睫状环小、睫状突距晶状体赤道 <0.5mm,以及眼轴短),诱因为频点缩瞳剂、滤过手术结束时未及时形成前房、睫状体水肿前旋等。

6. 眼内镜下睫状突光凝术(ECP)的手术适应证、手术方法及术后治疗。

答:1992 年 Uram 开发出以二极管激光与视频内镜为一体的眼科激光内镜系统,并在近年来不断得到发展和完善。ECP 主要用于人工晶状体或无晶状体眼的难治性青光眼。

手术方法的要点:①切口的选择,根据是否联合玻璃体视网膜手术,选择角巩膜缘切口或睫状体平坦部切口。②探头宜选用弯头,激光初始能量为 300mW,曝光时间 0.5 秒,治疗过程中可以根据需要调整,达到睫状突变白收缩而不产生爆破为宜,且需要对睫状突全长及前后部分全部光凝。③光凝范围与眼压高的程度有关,至少光凝 180° 范围才有降压效果,必要时需增至 270° 范围。

术后治疗:①术后给予抗炎、散瞳治疗。②术后 4~6 周降压作用基本稳定,第二次治疗至少在术后 8 周以后进行。ECP 术后 1 年成功率报道为 67%~94%。

7. 360° 小梁切开术的手术原理及手术适应证。

答:(1) 手术原理,从外路切开小梁网和 Schlemm 管(巩膜静脉窦)内壁,在前房和 Schlemm 管之间建立直接通道,以利房水排出。

(2) 手术适应证,①房角具有单纯性小梁发育不良的婴幼儿或青少年型先天性青光眼;②有角膜水肿、角膜瘢痕混浊,仍能窥清前房的先天性青光眼;③两次房角切开术失败的先天性青光眼。

8. 玻璃体显微手术的发展历程。

答:1971 年 Machemer 首先设计了玻璃体切割器,首创经睫状体平坦部的 17G 闭合式玻璃体切割术;1975 年 O'Malley 介绍了 20G 玻璃体切割,成为标准玻璃体手术方式。1990 年 de Juan 等设计出一系列 25G 的手术器械,开发出 25G 经结膜无缝线玻璃体切割系统,即 25G TSV 系统,由此拉开了微创玻璃体手术的序幕,其特点是创伤小、手术反应轻、愈合快,但是器械易弯曲、周边玻璃体视网膜处理困难,使用受到限制。随后,23G 和 27G 玻璃体手术系统的出现真正将微创玻璃体手术带入新纪元。

9. 脉络膜脱离型视网膜脱离的临床特点。

答:脉络膜脱离型视网膜脱离是一种特殊类型的视网膜脱离,起病急,发展迅速,治疗不及时可迅速导致玻璃体视网膜增生,预后较差,占视网膜脱离的 1.5%~18.4%。多见于老年人、高度近视、无晶状体眼、"牛眼性" 先天性青光眼者。该病的临床特征如下:

(1) 视网膜脱离和裂孔:视网膜脱离范围大,多数超过 3 个象限,多发裂孔。如果脉络膜脱离较高时,视网膜脱离通常为浅脱离,裂孔可能隐藏于视网膜脱离的皱褶中,治疗后脉络膜脱离好转,视网膜隆起度增加,晚期视网膜广泛固定皱褶,视网膜僵硬。

(2) 葡萄膜炎是重要特征:通常会有眼痛,可为一过性,检查时可以发现角膜后沉着物(keratic precipitates,KP)、房水闪辉、虹膜后粘连等,眼底却无视网膜炎或脉络膜炎的表现。

(3) 低眼压:眼压低于 3mmHg,前房加深,虹膜震颤和晶状体震颤,可出现虹膜后凹。

(4) 睫状体和脉络膜脱离:二者不一定同时存在。散瞳情况下未压迫巩膜可见锯齿缘结构,说明存在睫状体脱离。脉络膜脱离可以表现为扁平状脱离或球形棕色隆起。

(5) 如果未能及时治疗,迅速发展成增生性玻璃体视网膜病变。

10. 特发性黄斑裂孔(IMH)的 Gass 分期及光学相干断层成像(OCT)表现。

答:(1) Ⅰ期,玻璃体牵引导致黄斑中心凹变浅或消失,无后脱离,无裂孔形成,可有黄斑囊肿。OCT 表现为正常黄斑中心凹消失,黄斑内层组织未见破裂,中心凹区域可见玻璃体牵引。

(2) Ⅱ期,早期裂孔形成,玻璃体牵拉导致中央小凹旁出现小的偏心全层裂孔,孔缘无晕环,孔径 <350μm,裂孔下可见黄色玻璃体疣状沉着物。OCT 表现为视网膜内表面破裂,伴小的、偏心的全层视网膜组织缺失。

(3) Ⅲ期,全层黄斑裂孔形成,扩大成圆形,伴不同程度的裂孔周围囊样水肿,有或无游离盖,孔径约

500μm，有玻璃体牵引但无玻璃体后脱离。OCT 表现为神经上皮界限清楚的中心凹全层视网膜缺损，视网膜神经上皮层的边缘厚度增加，有玻璃体牵引。

（4）Ⅳ期，在Ⅲ期裂孔的基础上，伴有玻璃体后脱离或伴有游离盖。OCT 表现为全层黄斑裂孔形成，伴玻璃体从黄斑部和视盘（视神经乳头）完全脱离。

11. 微创玻璃体切割术中过氟化碳液体的使用适应证和使用注意事项。

答：过氟化碳液体也叫重水。主要用于以下情况：①压住脱离漂浮的视网膜，创造手术空间，辅助切除玻璃体及剥离增殖膜，并为激光封闭视网膜裂孔提供条件。②辅助处理全脱位的晶状体或沉核等情况。注意事项：①应该抽取干净，避免残留，否则对于角膜内皮及视网膜都有毒性，可能会造成黄斑裂孔。②术中注入重水时需要注意严密观察视盘（视神经乳头）颜色及是否出现动脉搏动，注入速度不宜过快。③注入重水时由于推注阻力较大，建议务必将重水针头插紧。④视网膜裂孔周围张力解除后注入重水，否则可能造成重水进入视网膜下。⑤气液交换时避免眼压波动过大，否则可能造成重水进入视网膜下，甚至沉积于黄斑区下，难于取出，最终影响视力预后。

12. 白内障超声乳化术中虹膜脱出的原因分析。

答：①角膜主切口过短；②虹膜萎缩失去弹性；③角膜主切口过大，与超乳头不匹配，前房浅；④后房压力过高；⑤发生驱逐性出血，眼压突然升高。

13. 白内障超声乳化术中浅前房的原因分析。

答：（1）前房浪涌，可能与管道老化、机器参数设置有误、灌注瓶高度过低、角膜主切口与超乳头袖套不匹配等有关。

（2）灌注瓶亏水。

（3）与管道有关的原因：管道松脱、管道夹持、管道有气。

（4）误用输液器代替灌注管：应该使用输血器作为灌注管。

（5）超乳套帽漏水。

（6）超乳针头后退过多。

（7）患者眼痛挤眼。

（8）房水迷流：超声乳化术中灌注液进入玻璃体腔，玻璃体形成单向瓣膜封闭了通道，导致顽固而严重的后房压力持续升高。

14. 白内障超声乳化手术中房水迷流发生的原因和临床表现。

答：（1）发生原因，①患者本身存在晶状体悬韧带不健康的情况；②医源性损伤晶状体悬韧带，如术中未行原位劈核，核块摆动牵拉悬韧带；③水分离操作失误，于囊袋外注水。

（2）临床表现，①突发性眼压升高，浅前房甚至前房完全消失、虹膜脱出；②通过升高灌注、前房注入黏弹剂无法维持前房深度；③患者有胀感但疼痛不剧烈，无烦躁等症状，未见脉络膜隆起或前房积血。

15. 外路睫状体断离复位术后失败的原因。

答：（1）术前睫状体断离范围判断有误，超声生物显微镜（UBM）是最佳检查手段，前房角镜有时会有遗漏。且手术范围宜向两端扩大 0.5~1 个钟点，避免遗漏。

（2）假缝合，由于外伤性瞳孔散大或术前瞳孔收缩不良，虹膜在周边堆积，术中误将虹膜根部缝合。

（3）3 点或 9 点处睫状体未缝合，有的学者认为 3 点及 9 点处可能损伤睫状长血管，导致出血，故避之不缝，此为误区，此类并发症极少发生，建议缝合。

（4）深层巩膜切口过前或过后，未能有效缝合睫状体。

（5）睫状体缝合针距过大，一般 1 个钟点缝合 3~4 针，每针间隔 1~1.5mm，若针距大于 2mm，可能会失败。

16. 虹膜缺损及瞳孔散大的手术适应证和手术策略。

答：手术适应证包括，①虹膜缺损和 / 或瞳孔散大合并需手术治疗的晶状体病变；②能够提高视力，需植入人工晶状体（IOL）者；③虹膜缺损和 / 或瞳孔散大无法完全遮挡 IOL 光学部边缘；④瞳孔散大者药物治疗后，瞳孔直径仍大于 6mm。

手术策略包括：

(1) 瞳孔均匀散大：缝合总量依据散大瞳孔的直径而定，必要时采取对称、分节段缝合法。比如将直径 6mm 瞳孔缩小至 4mm，需要缝合瞳孔缘 4 个钟点范围，为了避免出现副瞳孔或瞳孔移位，建议分为 2 个阶段缝合，每个阶段缝合 2 个钟点范围。将直径 8mm 瞳孔缩小至 4mm，需要缝合瞳孔缘 6 个钟点范围，建议分为 3 个阶段缝合，每个阶段缝合 2 个钟点范围。

(2) 局限虹膜缺损或窄基底的虹膜缺损（缺损 <1/2 象限）：先于瞳孔缘直接缝合，必要时于残留裂隙较大处再缝合 1 针。

(3) 宽基底的虹膜节段缺损：先行虹膜根部成形，将宽基底缺损变成窄基底缺损；再对合形成新的瞳孔缘；最后修整再造瞳孔。

17. 硅油填充术后眼压高的原因分析。

答：硅油填充导致眼压高的发生率是 5%~15%，其原因有，①无晶状体眼虹膜周切堵塞，硅油泡引起瞳孔阻滞；②硅油过度充盈玻璃体腔；③硅油泡或进入前房的乳化硅油影响房水循环；④硅油对睫状体的机械刺激引起房水生成增加；⑤硅油自晶状体悬韧带异位于前房，直至充满前房，堵塞房角，造成顽固高眼压。

18. 增殖性糖尿病视网膜病变的手术时机。

答：(1) 反复发生的玻璃体积血，或大量玻璃体积血，难以吸收者。

(2) 牵引性黄斑脱离。

(3) 牵引性视网膜脱离或孔源性视网膜脱离。

(4) 局限性视网膜前增殖发展迅速。

(5) 明显的黄斑水肿，其他治疗无效，可以考虑手术治疗。

(6) 黄斑前大量出血。

19. 高度近视眼行白内障超声乳化手术的注意事项。

答：(1) 灌注瓶高较正常偏低，前房灌注压不宜过高。

(2) 术中原位劈核，避免损伤晶状体悬韧带。

(3) 麻醉充分，避免术中眼痛，诱发驱逐性出血，必要时可全身麻醉。

第二十七章

生殖医学题集

第一节 生殖男科题集

1. 简述显微外科技术在男性不育症中的应用。

答：过去 15~20 年中，随着显微外科技术以及辅助生殖技术的不断发展和完善，原本不能生育的夫妇可以转归为自然生育或是借助于辅助生殖技术获得自身的子女。毋庸置疑，在男性不育诊治中引入显微外科技术成为革命性的创举，目前的焦点在于梗阻管腔的重建再通、曲张精索静脉显微切除术、显微取精、卵细胞质内单精子注射等。男性不育的诊治逐渐成为迅速发展的泌尿科亚专业，受到医生和患者的广泛关注。

2. 简述输精管和附睾管梗阻。

答：有报道显示，输精管和附睾管梗阻最常见的原因是输精管结扎和医源性损伤(阴囊或腹股沟管手术，尤其是孩童期接受此类手术)，占到 7% 左右。显微重建技术经济学性价比高，更可以维持自然生育，易于被患者接受，但其操作难度很大。输精管和附睾管管径非常小，分别为 0.3mm 和 0.2mm，精确的定位和吻合成为重建再通手术的关键，目前输精管吻合成功率为 70%~99%，而输精管附睾管吻合成功率则为 40%~90%。操作医生的技术水平、重建再通的方式，以及女方的年龄都会影响手术的效果。另外，包括输精管结扎的时限、梗阻点的精液肉芽肿、抗精子抗体水平、梗阻近端液体的外观等患者自身因素也影响着预后和转归。

3. 简述输精管结扎术后显微再通手术。

答：在北美，输精管结扎术是最常见的泌尿科手术。尽管术前都被告知手术风险并常规参与生殖保险，仍有 2%~6% 的男性由于不可预测的生活方式改变而要求输精管重建再通。

4. 简述输精管吻合术。

答：目前，美国 Cornell 大学的微点多层吻合法较为成熟，利用微点标记、精确定位、交叉布线、多层缝合的技巧，使此种方法区别于单纯的显微吻合技术，更加合理和有效，如果术中吻合口近端有液体溢出，再通率可以达到 99.5%，而术后 1 年累计致孕率可以高达 70%。此种方法的主要优点是：缝合前精确标记各层的出针点，将复杂的吻合过程分解为单一有序的缝合步骤，降低了操作难度；缝合前的微点标记有效地解决了梗阻近端、远端管腔内径的差异(通常为 2：1 到 3：1，甚至更高)，降低了术后吻合口狭窄、渗漏、精液肉芽肿形成的发生率。

5. 简述输精管附睾管吻合术。

答:输精管附睾管吻合术被誉为最具挑战性的显微吻合技术。对于输精管结扎术后再通者,可以直接进行手术,根据术中梗阻近端液体的外观以及显微镜下表现,选择采用输精管吻合术或是输精管附睾管吻合术;对于生殖系统炎症或是医源性因素引起的梗阻性无精子症,重建手术前必须进行睾丸活检用以确证良好的生精功能,术中首先进行阴囊探查,如果近端输精管内没有发现精子,再选择输精管附睾管吻合术,同时需要采取精子冻存,确保重建手术意外失败后可以进行体外受精;对于输精管先天缺如的患者,通常采取附睾取精用于辅助生殖。

6. 简述输精管附睾管显微吻合术的手术方式。

答:目前,经典的输精管附睾管吻合方式为端侧套叠两针法。此种方法的前身是 Berger 在 1998 年提出的三针三角吻合法,Marmar 对其进行了改良,于 2000 年首先提出两针吻合法,而目前 Cornell 采用的纵行套叠两针法则是两种方法的进一步完善,最近的报道显示其再通率可以达到 90% 以上。首先,在输精管切面上标记出 4 个微点;两根平行分布的双针缝线的一端分别贯穿缝入扩张的附睾管,出针前纵行切开附睾管,确证有精子存在并吸取微量精子冻存后出针,双针分别自输精管腔内穿出至事先标记的微点,抽紧缝线,附睾管套叠至输精管腔内。缝合过程遵循通用的原则:黏膜对黏膜;无张力;保证血供;无损伤。

7. 简述附睾穿刺取精术。

答:(1) 适应证,尽管大多数输精管结扎术后的男性都可以通过重建再通手术恢复自然致孕的能力,仍有部分梗阻性无精子症患者不适合接受重建手术。为了使此类患者获得自己的后代,各种服务于体外受精、辅助生殖的取精术应运而生。近年来,随着卵细胞质内单精子注射(ICSI)技术的出现和不断完善,逐渐降低了对各种取精术所获取精子量的要求,确保了良好的致孕率。ICSI 技术也逐渐取代了其他的辅助生殖技术,成为显微取精术的主流配套技术。先天性双侧输精管缺如(CBAVD)是一种与囊性纤维化相关的先天性畸形,由囊性纤维化穿膜传导调节蛋白(CFTR)突变引发,主要表现为附睾中段至精囊腺的输精管片段性缺失。仅有极少的 CBAVD 患者可以利用残存的输精管片段进行重建手术,大多数都需要进行附睾取精,再利用 ICSI 技术接受体外受精而获得自己的后代。进行体外受精之前,女方也必须接受 CFTR 基因突变鉴定,如果亦是携带者,则后代发生 CBAVD 的概率升高。生殖管道慢性梗阻后采取的精子活力较低,致孕能力相应下降。因此,与各种外科取精术配套的 ICSI 技术就显得至关重要,直接影响辅助生殖的结果。相对而言,输精管结扎导致的梗阻性无精子症患者在接受重建再通术后,其精子的致孕能力下降不明显,即使不能自然致孕,也可通过宫腔内注射或是 ICSI 获得自己的后代。

(2) 附睾管切开取精术:附睾管切开取精术可以在输精管附睾管吻合术中使用,用以精子冻存,也可以用于输精管先天性缺如或是无法重建再通的患者,为体外受精、辅助生殖提供自身来源的供精。首先,在手术显微镜下切开附睾被膜,寻找到扩张的附睾管,显微刀片切开,再以载玻片蘸取流出的液体,添加生理水或是 Ringer 液 1 滴后加上盖玻片,迅速在显微镜下观察,一旦发现活动的精子细胞,即用干燥的微量管靠近流出口采集标本。值得注意的是,整个采集过程中仅依靠虹吸作用,不得使用负压抽吸,否则会损伤附睾管的黏膜。切开附睾管的初始阶段,液体流出速度最快,但是质量较差,采集过程中可以轻微挤压睾丸和附睾,以加速液体的流出。耐心采集后,通常可以得到 25~50μl 高浓度的附睾液,大约含有 75 000 000 的精子细胞,稀释至 5 000 000~10 000 000/ml 后即刻用于辅助生殖,或是冻存备份。如果切开后没有找到精子细胞,分别用 10-0 和 9-0 单股尼龙线缝合附睾管和附睾被膜,然后向附睾头侧继续寻找,甚至可以切开附睾起始端的流出管,直到找到活动的精子细胞。

(3) 成功率:对于梗阻性无精子症而言,有经验的医生进行附睾管切开取精,成功率可以达到 99% 以上。即使已经多次切开、阴囊瘢痕形成,或是由于附睾炎症和既往手术造成附睾受损,也可以通过仔细寻找获得成功,甚至可以选择附睾头部的 7~10 根睾丸流出管。有报道显示,显微附睾管切开取精术联合 ICSI 用于治疗梗阻性无精子症,致孕率可以达到 75%,相应的分娩率可以达到 64%,其中 CBAVD 患者的成功率更高。目前,取精成功后,进行 ICSI 之前,可以采用加强制动的方法提高尚不够成熟精子细胞的穿膜能力,提高致孕率和分娩率。同时,生殖内分泌医生、胚胎学专家,以及男性不育专家之间的紧密合作也是取得成功的关键所在。

8. 简述非梗阻性无精子症。

答:非梗阻性无精子症(或称为生精功能障碍)是最难处理的男性不育类型。尽管去除病因后,部分患者可以恢复生育功能,在大多数情况下,需要借助辅助生殖技术才可以治愈。随着 ICSI 技术的出现和进步,联合睾丸取精术,大多数非梗阻性无精子症患者可以获得自己的后代,仅 20%~40% 需要他人供精。

9. 简述睾丸穿刺取精术。

答:在很多非梗阻性无精子症患者的睾丸组织中,我们可以找到足量的精子细胞用于辅助生殖。最理想的睾丸精子采取方法是在最大限度减少睾丸损伤的前提下获得足量的精子细胞而确保后续辅助生殖的成功。

10. 简述男方因素在不孕不育中的影响。

答:据美国疾病控制中心数据显示,男方因素占到不能生育夫妇的 30%~40%,主要分为梗阻性和非梗阻性因素两大类。前者即为生殖管腔的梗阻,包括先天性发育畸形、获得性梗阻(例如输精管结扎、附睾炎症等)和医源性损伤等;后者即为生精功能障碍,包括染色体核型异常、睾丸病理性病变和精索静脉曲张等。

11. 简述显微解剖性睾丸取精术。

答:显微解剖性睾丸取精术是常规睾丸取精术的进一步完善,可以有效地采取生精小管内的精子细胞用于 ICSI。尽管此种取精术不是创伤最小的一种选择,但是在采取最少量睾丸组织的前提下,此种技术可以确保最大的精子获取率和最小的睾丸功能损伤。此种方法由 Schlegel 引入,是睾丸精子采集联合 ICSI 治疗非梗阻性无精子症的有效方法。不同睾丸部位的生精小管内精子处在不同的成熟阶段,依次可分为唯支持细胞(纯睾丸支持细胞)、成熟停滞、低成熟、正常成熟四个阶段。有经验的医生,在 25 倍放大的显微镜下,可以有效辨别出含有精子的生精小管,通常我们选取外观饱满、不透光、直径大的生精小管。常规的睾丸取精术需要多次睾丸随机活检,采集量在 500mg 以上,对于睾丸的损伤较大,而显微解剖性睾丸取精术的采集量仅为 10~15mg,或者 2mm 长的生精小管,对于睾丸的损伤远远小于常规睾丸取精术和随机睾丸穿刺活检。Schlegel 报道显示,顺序性显微解剖性睾丸取精术可以将精子获取率由常规取精术的 45% 提高到 63%,而精子获取量也由 64 000/720mg 提高到 160 000/9.4mg。如果事先进行了睾丸穿刺活检,我们可以根据其组织病理学表现判断精子获取率,我们的依据是穿刺活检标本的精子发育程度,而不是精子组成成分。哪怕只有一个区域表现为低成熟阶段,其精子获取率可达到 81%;如果最成熟的发育阶段是成熟停滞,其获取率则为 44%;如果是唯支持细胞阶段,获取率也可以达到 41%。Cornell 大学的研究报道显示,684 例非梗阻性无精子症患者的显微解剖性睾丸取精术的精子获取率可达 59%,随后 ICSI 的成功率可达 59%,相应的临床致孕率可达 48%。

12. 简述曲张精索静脉切除术。

答:曲张精索静脉切除术是治疗男性不育最常见的手术。精索静脉曲张在未婚士兵中发病率为 10%~15%;原发性不育男性中为 35%;曾经可以生育、后来不育的男性中为 81%。关于曲张精索静脉切除术治疗男性不育的说法一直存在争议,但是多数研究显示精索静脉曲张治疗后可以提高致孕率,治疗的效果与精索静脉曲张的严重程度没有必然联系,治疗方法与疗效的相关性不明显。多数学者认为,曲张精索静脉切除术可以阻止对睾丸生精功能的进一步损伤,同时可以加强间质细胞分泌雄激素的功能。因此,不仅生育期的精索静脉曲张患者需要接受治疗,青年期患者为了避免成年后不育的发生、老年期患者为了缓解雄激素进一步降低都可以接受手术。由此以来,在选择手术方式时,对于手术并发症和术后精索静脉曲张复发等因素的要求相应降低,手术指征相应放宽。目前,推荐使用的方法是显微腹股沟内和腹股沟下曲张精索静脉切除术。与开放、腹腔镜、经皮穿刺等手术方式相比,显微手术有其明显的优势:准确地鉴别和保护睾丸动脉及其分支(直径细至 0.5~1.5mm)、提睾肌动脉及其分支;术后睾丸萎缩、无精子症发生率降低;术中暴露睾丸可以直观地观察包括精索内静脉、精索外静脉、提睾肌静脉、输精管静脉、引带静脉等在内的所有睾丸回流静脉,进而准确鉴别和切断精索内静脉以及睾丸引带静脉,有效防止曲张复发(有报道显示,不暴露睾丸会因为阴囊侧支静脉的存在而使 7% 的患者出现复发);另外,术中暴露睾丸有助于发现常被忽视的微小睾丸肿瘤和附睾管/输精管梗阻;术后睾丸静脉回流途经输精管静脉(静脉瓣膜功能较好,通常不会产生曲张)至阴部内静脉;淋巴管误扎减少,术后鞘膜积液发生率降低。通常情况下,对于症状性精索静脉曲张患者而言,接受治疗的目的是缓解疼痛,而对于不能生育的夫妇,治疗的目的则是改善精液的各项参数、提高睾丸功能和生育率。研究表明,精索静脉曲张治愈后 60%~80% 的不育患者相关指标得到改善,而对于年轻患者而言,接受治疗后可以有效预防成年后不育和雄激素缺乏的发生。临床治疗效果还受到曲张程度的影响,曲张严重者术后精液质量改善明显,但此类患者往往术前精液质量较差,因此术后致孕率的改善与曲张较轻的患者没有显著差异。如果双侧精索静脉同时曲张,一侧较重(Ⅱ 或 Ⅲ 级),双侧手术比单侧手术(较重一侧)效果好。有研究报道,接受手术时年龄越轻,手术效果越好。另外,睾丸动脉误扎和术后鞘膜积液形成都会影响手术的疗效。在一项对照研究中发现,接受手术者 1 年怀孕率为 44%,而未接受者仅为 10%。另一项研究则显示,1 500 例接受显微手术的患者 1 年怀孕率为 43%、2 年达到 69%,而拒绝手术选择激素治疗或辅助生殖技术的患者 1 年怀孕率仅为 16%,在显微手术组的患者仅有 14 例(约 1%)出现复发,约 1% 发生单侧睾丸动脉误扎,术后没有出现鞘膜积液和睾丸萎缩。曲张精索静脉切除术最常见的并发症是鞘膜积液形成、精索静脉曲张复发,以及睾丸动脉损伤,不同手术方式具有不同的并发症。开放手术的倡导者认为睾丸动脉被误扎后,还有输精管动脉和提睾肌动脉保证睾丸血供,足以避免睾丸萎缩,但是解剖学研究发现,精索静脉高位结扎处的睾丸动脉直径比后两者的直径之和还要大,是真正意义上的睾丸供血动脉,被误扎后的影响远大于显微手术时可能发生的误扎。总体而言,显微手术安全可靠、并发症较少,逐渐被接受和采用。

第二节　生殖妇产科题集

1. 简述输卵管显微吻合术的发展历史。

答:显微外科技术 20 世纪 70 年代引入妇科领域,主要用于输卵管复通手术。1967 年首先由瑞典医生报道应用显微外科技术进行输卵管复通手术获得了成功。1980 年我国国内张颖杰报道第一例经腹显微外科输卵管复通手术成功,后在国内广泛开展。近年来腹腔镜技术不断发展精进,腹腔镜下的输卵管吻合术结合了显微外科的技巧,需要手术医师同时具备显微外科和腹腔镜手术娴熟的操作技巧。

2. 简述经腹输卵管显微吻合术的术前准备。

答:阴道冲洗及肠道准备同普通妇科手术,手术时间选择月经干净 3~5 天为佳。

器械准备除普通开腹手术器械还需要显微外科器械,包括显微剪刀、显微镊子、显微持针器、9 号平头弯针 2 个、尺子、6-0、9-0、11-0 可吸收缝线、头戴式放大镜或显微镜。

3. 简述输卵管吻合术的手术步骤。

答:(1) 将子宫垫起,使输卵管充分暴露,保持输卵管湿润。

(2) 处理输卵管瘢痕时,不宜太宽太大,尤其注意输卵管下方的血管弓。

(3) 可以在输卵管系膜内注射稀释的垂体后叶激素水垫以减少出血。

(4) 吻合输卵管时根据结扎后的瘢痕位置及状态决定选择端端吻合、端侧吻合、套入式吻合。

(5) 缝合方法:全层缝合,自输卵管的外侧始,从一侧浆膜—肌层—黏膜—对侧黏膜—肌层—浆膜。

(6) 可以应用防粘连生物材料包裹吻合口减免粘连。

4. 简述输卵管吻合术的注意事项。

答:(1) 手术过程中,不断用含有庆大霉素和地塞米松的生理盐水冲洗吻合口,以保持输卵管湿润,避免术后粘连。

（2）术中可以利用冲洗针头进行输卵管通畅性检测或吻合后通畅与否的判断，必须先注水后走针，避免形成假道。

（3）缝合方法为全层缝合，手术结均打在浆膜外，不可打在黏膜层。

（4）吻合术后需要消毒尺测量输卵管长度，以评估术后宫外孕的概率。

（5）缝合底部时需要留牵引线，打结时平整光滑不能打折。

5. 简述宫腔镜手术的发展简史。

答：1869 年意大利医生完成第一例宫腔镜检查及子宫内膜息肉去除手术，这位医生被称为宫腔镜第一人。从 20 世纪 50 年代以来，宫腔镜经历了全新的改革，增加了灌流液及器械通道，变得更加灵敏和有效，这个阶段的手术以宫腔镜下子宫内膜活检、占位病变剪除为主。到了 20 世纪 80 年代，随着能量系统出现及成像系统的改进，宫腔镜器械从冷器械过渡到能量器械阶段，切除及止血更加快捷有效，逐渐发展成为现在不同类型、应用广泛的宫腔镜手术学科。

6. 从应用领域的不同简述宫腔镜的分类。

答：（1）宫腔检查镜，应用于门诊患者检查，包括纤维软镜、5mm 检查镜、3mm 检查镜以及更加精细的 Campo 一体镜，可同时进行子宫内膜活检。

（2）电切镜，应用于宫腔镜手术，分为单极电切镜及双极电切镜。可进行子宫畸形的的矫形手术、子宫内膜消融、子宫黏膜下肌瘤剔除术等。

（3）宫腔刨削系统，应用于宫腔镜手术，属于冷刀旋切系统，通过宫腔一体镜，用刨削刀头旋切息肉及黏膜下肌瘤、残留胚胎等。

7. 简述经阴道注水腹腔镜的发展简史。

答：20 世纪初期，后穹隆镜问世，后穹隆镜是经阴道后穹隆检查盆腔及腹腔脏器的腹腔镜，逐渐发展成现在临床应用的经阴道腹腔镜。1998 年，比利时的 Gordts 发明了套管针穿刺技术，完成了应用注水腹腔镜检查输卵管、卵巢及盆腔解剖结构的手术，称为经阴道注水腹腔镜（THL），可以进行盆腔生殖器官的检查以及一些适宜的手术操作。

8. 简述输卵管镜的作用及局限性。

答：用于评估输卵管管腔内的结构及病理改变。输卵管造影及腹腔镜检查都有其局限性，经阴道注水腹腔镜只可对输卵管壶腹部进行检查。经宫腔的输卵管镜检查是上述方法的重要补充。输卵管镜是基于宫腔镜的操作基础上进行，不能单独检查。目前生产的经宫腔的输卵管镜非常纤细，容易损坏，价格昂贵，限制了其临床应用。

9. 在女性生殖系统检查中，被称为"三镜一丝"的设备指什么，主要的作用是什么？

答：指的是腹腔镜联合宫腔镜检查，必要时联合输卵管镜及导丝共同手术。常用于女性不孕症患者的生殖系统检查。宫腔镜对宫颈管及宫腔形态、有无内膜病变、有无宫腔内占位进行检查及治疗。腹腔镜检查子宫、输卵管、卵巢结构及功能，有无盆腔粘连、子宫内膜异位症。宫腹腔镜联合检查可以对输卵管通畅程度及功能进行较为全面的检查，若存在输卵管间质部或者峡部近端梗阻，可以在宫腔镜直视下将导丝插入间质部及峡部疏通梗阻部位。若有输卵管镜，也可以进行相应的治疗。

10. 什么是胎儿镜？简述妊娠期进行胎儿镜手术的适应证及并发症。

答：胎儿镜（fetoscope）是一种经孕妇腹壁进入羊膜腔内直接观察胎儿并进行宫内诊断和治疗的纤维光束内镜，最初用于胎儿畸形的产前诊断，现多用于某些胎儿疾病尤其是复杂性多胎妊娠的宫内治疗。与普通的腹腔镜相比，胎儿镜更为纤细，可最大程度减少对子宫的刺激。最近二十年来，胎儿镜下脐带结扎、双极电凝及激光凝固等脐带血流阻断术在复杂性单绒毛膜双胎并发症，包括双胎反向动脉灌注序列、双胎输血综合征、双胎之一严重畸形及选择性胎儿生长受限等的治疗中得到广泛应用，极大改善了这部分患者的妊娠结局。

常见并发症包括：

（1）胎膜早破、早产：可发生在术后 1~7 周，可根据孕周大小、存活胎儿发育情况，酌情终止妊娠。

（2）羊水渗漏：尽量缩短手术时间，术中监测羊水情况。

（3）感染：术前纠正贫血，术后监测感染征象，积极应用抗生素预防感染。

（4）羊水栓塞：监测宫缩情况，术中积极进行羊水与生理盐水置换，注意子宫松弛程度，减少羊水栓塞的潜在高危因素。

第二十八章

神经外科题集

1. 简述显微神经外科的发展历史。

答:1957 年,美国神经外科医生 Theodore Kurze 第一次在显微镜下进行神经外科手术。伴随着显微镜和显微手术器械的改进,越来越多的神经外科医生钟情于使用手术显微镜做手术,并发表了许多相关的显微神经外科手术文章。瑞士医生 M.G.Yasargil 在美国佛蒙特州实验室内接受显微外科技术训练后,1967 年返回苏黎世,开始在各种类型的神经外科手术中坚持使用显微镜,从而明确地将显微镜引入神经外科手术中。1967 年,首先报道了第一例颞浅动脉 - 大脑中动脉吻合术治疗闭塞性脑血管病获得成功。Yasargil 教授出版显微神经技术专著,向全世界推广显微神经外科理念和技术。1976 年,新疆医学院神经外科的臧人和教授成功完成了中国第一台颞浅动脉 - 大脑中动脉搭桥术,1977 年,北京市神经外科研究所王忠诚院士完成了第一例枕动脉 - 小脑后下动脉吻合术。此后,显微神经外科逐渐在全国各地生根发芽、遍地开花。20 世纪 60 年代后,显微外科技术逐渐成为现代神经外科手术的标准技术,手术疗效大幅度提高,新技术、新手术层出不穷,手术禁区不断被打破,使现代神经外科提高到一个新高度,由大体神经外科时代走进显微神经外科时代。目前神经外科 70% 以上的手术是在手术显微镜下完成的。

2. 简述显微神经外科常用的手术设备。

答:(1) 手术显微镜,手术显微镜提供了相对灵活,并且完全立体、放大和良好照明的手术视野。

(2) 双极电凝,已成为当前显微神经外科操作技术中一个重要的组成部分,双极电凝可以对脑神经、脑干、脑室附近的小血管进行精细烧灼,同时也是重要的分离器械。适用于开放蛛网膜、剥离肿瘤以及分离血管等。

(3) 吸引器,是电凝时的主要配合器械,它可为电凝止血创造种种有利条件,同时可以作为分离器械分离切除肿瘤,牵开器械牵开脑组织或血管。

(4) 精密的显微外科手术器械,显微剪刀、显微镊子、显微持针器、显微剥离子、显微血管钳等。

(5) 棉片,在脑、脊髓或神经上操作或牵开时,湿棉片可以起保护作用减少神经组织创伤,同时可以协助寻找出血点和电凝止血。

(6) 高速颅钻,更安全的磨除颅底骨质,拓展了多种颅底手术入路,可以在更好地暴露颅底结构同时减少对脑组织的牵拉和损伤。

3. 神经外科首例显微外科手术。

答：1957年，美国神经外科医生 Theodore Kurze 首次应用手术显微镜，采取颞骨下经内耳道入路切除了一例神经鞘瘤，是第一位在手术室应用手术显微镜的神经外科医生。

4. 世界首例颅内外血管搭桥手术。

答：1967年，瑞士神经外科医生 M.G.Yasargil 首先报道了第一例颞浅动脉 - 大脑中动脉吻合术治疗闭塞性脑血管病获得成功。同年美国神经外科医生 R.M.P.Donaghy 也成功地施行了相同手术。两人为颅内外血管吻合术奠定了基础。

5. 简述垂体瘤经蝶手术适应证。

答：(1) 各种类型的垂体微腺瘤。

(2) 各种类型的垂体大腺瘤。

(3) 各种类型的垂体巨大腺瘤(>3.0cm)，如主要向鞍上或鞍后上伸展，轻度向鞍上前方及轻度向鞍上两侧伸展者。

(4) 对于晚期巨大肿瘤侵入海绵窦甚至越过海绵窦入颅中窝者，亦可行一期经蝶做部分或大部分切除，以改善视力，为二期开颅手术做准备。

(5) 肿瘤向蝶窦生长、向后生长侵袭鞍背、斜坡者。

(6) 合并脑脊液鼻漏者。

6. 简述听神经瘤分级分期。

答：(1) 管内型(1~10mm)，仅有听神经受损的表现，除耳鸣、听力减退、头昏、眩晕和眼球震颤外，无其他症状。

(2) 小型肿瘤(1~2cm)，除听神经症状外，出现邻近脑神经及小脑压迫症状，但无颅内压增高，内听道有扩大。

(3) 中等型肿瘤(2~3cm)，除上述症状，伴有后组脑神经及脑干症状，小脑症状更为明显，并有不同程度的颅内压增高，内听道扩大并有骨质吸收。

(4) 大型肿瘤(>3cm)，病情已发展至晚期，症状已扩大至全脑，阻塞性脑积水表现严重，脑干受损亦很明显，有时出现对侧脑神经损害症状。言语及吞咽明显障碍，甚至有意识障碍。

7. 简述颅内动脉瘤的手术治疗方法有哪些？

答：主要包括动脉瘤颈夹闭或结扎术、载瘤动脉夹闭及动脉瘤孤立术、动脉瘤包裹术、开颅动脉瘤栓塞、经血管内栓塞动脉瘤。

8. 简述烟雾病的临床表现。

答：儿童患者主要表现为脑缺血症状，如短暂性脑缺血发作(TIA)、缺血性脑卒中和脑血管病性痴呆等。成人患者多表现为脑出血症状，常为脑内出血、脑室内出血和蛛网膜下腔出血三种类型。可有头痛、昏迷，偏瘫及感觉障碍。

9. 简述烟雾病的数字减影血管造影表现。

答：数字减影血管造影(DSA)主要表现为双侧颈内动脉末端(虹吸段)、大脑前动脉和大脑中动脉起始段狭窄、闭塞，脑底部位有异常扩张的血管网。有时可见假性或真性动脉瘤。

10. 癌症疼痛的外科治疗方法有哪些？

答：治疗方法包括脊髓后正中后索点状切开术(PMM)、脊神经后根切断术、脊髓前外侧束切断术、脊髓前联合切断术。

11. 简述脊髓髓内动静脉畸形手术治疗的适应证。

答：(1) 畸形血管团边界清楚，呈团块状。

(2) 病变范围在两个椎体以内。

(3) 病变位置偏后，距离脊髓前动脉较远，手术便于处理而不损伤动脉主干。

(4) 引流静脉不阻挡手术入路。

(5) 手术可接近扩张的瘤样血管，便于处理，解除压迫。

12. 简述髓内动静脉畸形栓塞治疗的适应证。

答:(1) 动静脉畸形主要由脊髓后动脉供血。

(2) 脊髓前动脉的供应蒂扩张,少迂曲。

(3) 供血动脉直接进入畸形区域。

(4) 在畸形血管的上下有正常脊髓前动脉的侧支循环。

13. 简述脑干肿瘤常用手术入路。

答:(1) 中脑肿瘤,额颞翼点入路、颞下经天幕入路、颞枕入路、枕下幕上经小脑幕入路、幕下经小脑上入路。

(2) 脑桥肿瘤,颞枕入路、枕下后正中入路、经岩骨乙状窦前入路、乙状窦后入路、经岩前入路(Kawase入路)。

(3) 延髓肿瘤,枕下后正中入路、远外侧入路。

14. 简述脑干血管网状细胞瘤的切除方法。

答:要点是要完整切除,不能分块切除,否则会出血很多,术野不清,容易造成脑干损伤。脑干血管网状细胞瘤周围一般有囊性边界,手术沿肿瘤边界分离,一面分离暴露肿瘤,一面电灼和切断肿瘤的供血动脉,最后离断引流静脉。注意在分离肿瘤表面时,切勿进入瘤内,否则易引起剧烈出血。电灼肿瘤供血动脉时,要注意保护紧贴肿瘤表面供应脑干的血管。分离肿瘤腹侧时,要紧贴肿瘤表面,尽量减少对脑干的干扰。

15. 简述脊髓髓内室管膜瘤的手术切除方法。

答:首先要确切定位,必要时可以应用 C 臂和术中超声辅助定位,完全暴露实质肿瘤和部分上下囊肿腔。剪开硬脊膜后,于中线纵行剪开蛛网膜及软膜,尽量沿后正中沟逐渐深入分开,直至肿瘤。肿瘤有假性包膜,可先分离肿瘤一端,沿囊肿与肿瘤边界开始剥离,肿瘤与脊髓有水肿带,沿水肿带锐性或钝性分离肿瘤,用剥离子牵拉脊髓时一定要轻柔,直至肿瘤另一端囊肿。亦可由肿瘤两端向肿瘤会和,最后完整取下肿瘤。一般不要分块切除,分离肿瘤腹侧时,一定要防止误伤脊髓前动脉。

16. 治疗颅内前循环动脉瘤的常用手术入路有哪些?

答:治疗颅内前循环动脉瘤的常用手术入路有翼点入路、眶上眉弓入路、额眶颧入路和经纵裂入路。

17. 简述海绵状血管瘤的治疗原则。

答:(1) 可达到的部位,有局限性损伤或出血,应予以手术切除。

(2) 不易达到的部位,有反复出血和进行性神经功能恶化,也要考虑切除,即使是在脑干这样的重要部位也要手术。

(3) 本病不建议放射治疗(包括立体定向放射外科)。

(4) 其余病例可放射影像学随访。

18. 简述动脉瘤手术治疗中手术暴露原则。

答:(1) 足够大的骨窗。

(2) 术中适度换气。

(3) 甘露醇和 / 或呋塞米脱水利尿。

(4) 脑室穿刺或腰椎穿刺置管脑脊液外引流,降低颅内压,减轻脑张力。最好在打开硬脑膜之后引流脑脊液,在打开硬脑膜之前的脑脊液引流有合并增加动脉瘤再出血的危险。

19. 简述颅内动脉瘤 Hunt-Hess 分级。

答:Hunt 及 Hess 将颅内动脉瘤患者按照手术危险性分五级。

Ⅰ级:无症状,或轻微头痛及轻度颈强直;

Ⅱ级:中度至重度头痛,颈强直,除脑神经麻痹外,无其他神经功能缺失;

Ⅲ级:倦睡,意识模糊,或轻微的灶性神经功能缺失;

Ⅳ级:木僵,中度至重度偏侧不全麻痹,可有早期的去大脑强直及植物神经系统功能障碍;

Ⅴ级:深昏迷,去脑强直,濒死状态。

若有严重的全身疾患如高血压、糖尿病、严重动脉硬化、慢性肺病及动脉造影有严重的血管痉挛需要升一级。

20. 简述烟雾病的血管重建术。

答:(1) 直接血运重建术,通过使用颈外动脉血管或颅外循环的导管绕过颈内动脉,在受影响的半球内与远端血管[通常是大脑中动脉(MCA)的 M3 或 M4 分支]进行吻合,重建血流。常用术式:颞浅动脉 -MCA 吻合或颞浅动脉 - 大脑前动脉(ACA)吻合。术后能马上建立侧支循环,增加供血,该术式改善供血效果可靠。缺点:因血管直径细小,手术难度大。

(2) 间接血运重建术,将血管化组织应用于大脑表面,从而允许血管生成,在数月至数年内建立从移植组织到受影响半球软脑膜表面的血管。通常将硬脑膜、颞肌、帽状腱膜等与脑表面直接接触,让它们自行简单建立多条供血血管。缺点:在成人患者中,建立侧支循环较为困难,术后临床症状可持续存在,甚至有时需要再次手术。

(3) 联合血运重建手术,间接 + 直接血运重建手术。近年来有许多采用联合手术方式的报道,均取得较好的效果。

第二十九章

口腔颌面外科题集

1. 显微外科在口腔颌面外科中的主要应用领域。

答:(1) 第一阶段在口腔颌面头颈重建外科领域完成了从带蒂皮瓣到血管化游离组织瓣的飞越,显微外科作为一门技术,极大地促进了修复技术的发展,特别是前臂桡侧皮瓣、旋髂深动脉(DICA)支配的髂骨瓣和腓骨瓣在该领域的应用,具有划时代的临床意义。

(2) 第二阶段则在显微外科蓬勃发展的基础上,血管化骨移植及牙种植技术和颌骨的牵引成骨技术的密切配合极大改善了颌骨及牙列缺损患者的生活质量,将口腔颌面头颈部修复重建外科推向另外一个高度。

(3) 第三阶段显微重建技术在口腔颌面外科的应用日臻成熟,穿支皮瓣(perforator flap)技术、预成瓣(prefabricated and prelaminated flap)技术以及数字化外科技术逐渐引入,使得口腔颌面头颈部缺损的修复重建向个性化、精细化和准确化迈进。

2. 口腔颌面部显微修复重建的主要特点。

答:(1) 口腔颌面部显微修复重建需要兼顾外形和功能两方面。

(2) 一般仍应遵循修复与重建"由简单到复杂"的阶梯原则。

(3) 注重缺损修复的功能性和供区的合理保护。

(4) 更加注重精细化、个性化。

3. 预成瓣和预衬瓣的基本概念。

答:(1) 预成瓣(皮瓣预成)是指根据缺损修复的需要,将知名血管或含有知名血管的肌肉、筋膜等组织移植到特定部位的某一层次,或将皮肤、黏膜等移植到含有知名血管的组织(如筋膜、大网膜)上,制备成复合轴型组织瓣,待血液循环建立后再二期以显微外科技术或带蒂方式将组织瓣转移到缺损区进行修复重建。

(2) 先从其他区域制备皮片、黏膜、骨骼甚至是异体组织或人工材料移植到皮瓣内或皮瓣的筋膜面并进行塑形,从而获得一个组织层次和受区相似、三维形态逼真的预构"器官",再经过二期手术,带蒂或游离移植修复器官缺损(缺失)。这种使皮瓣获得多层复合结构和三维形态的外科预处理称为预衬,所获得的供区皮瓣称为预衬瓣。

4. 功能性颌骨修复重建的基本内涵。

答:功能性颌骨修复重建是指不仅恢复颌骨的连续性及面部外形,同时还要重建患者的咀嚼、吞咽、语言等生理功能,包括咀嚼肌的再附着、感觉功能的恢复及咬合功能重建等,达到牙-颌-肌肉-神经反射的协调及功能统一,这才是真正意义上的功能性修复重建。同期种植重建咬合功能代表了颌骨缺损修复重建的外科发展方向。个性化重建、精确重建、三维重建、功能性重建是未来颌骨修复重建的发展方向。

5. 下颌骨缺损修复重建的基本原则。

答:下颌骨缺损修复重建的基本原则包括,①术区无感染;②受区条件良好;③移植骨与受区骨接触面积大;④移植骨制动必须持久可靠;⑤移植骨形态与位置应处于功能位置;⑥植骨后符合义齿修复要求与条件。

6. 上颌骨缺损常用的修复重建方法。

答:目前上颌骨缺损常用的修复重建方法包括皮片移植和赝复体修复、局部组织瓣修复、区域组织瓣修复、人工植入材料、游离骨移植(自体骨、同种异体骨、异种骨等)、血管化游离组织瓣(筋膜皮瓣、肌皮瓣、骨肌皮瓣、"三明治"式组织瓣、穿支皮瓣、预制或预成组织瓣等)。

7. 面神经损伤手术治疗的主要内容。

答:面神经损伤的手术治疗主要包括肌筋膜悬吊术和肌瓣转位术等静态非神经化的矫治技术,面神经与其他邻近部位的运动神经转接术、自体神经移植术、血管化神经移植术、跨面神经移植术、血管化游离肌肉移植术及血管神经化游离肌肉移植术,以及非神经组织移植修复面神经缺损的技术。

8. 显微外科在面瘫治疗中的临床应用。

答:显微外科技术广泛应用于面瘫外科手术治疗中,主要包括面神经与其他邻近部位的运动神经转接术、自体神经移植术、血管化神经移植术、跨面神经移植术、血管化游离肌肉移植术及血管神经化游离肌肉移植术,以及非神经组织移植修复面神经缺损等,获得良好效果。

9. 颅底肿瘤术后缺损修复重建的基本原则。

答:(1) 基本恢复骨性颅腔的完整性。

(2) 隔绝和预防颅外源性的感染。

(3) 重建头颅的外形。

10. 血管化自体下颌下腺移植术的主要内容和临床适应证。

答:血管化自体下颌下腺移植术是一种治疗重症角结膜干燥症的手术方法,它是将患者自身下颌下腺转移至颞部,利用显微外科技术吻合相应血管,并将下颌下腺导管经皮下隧道开口于患眼结膜穹窿部,以下颌下腺分泌液代替泪液,从而达到治疗眼干的目的。

该手术的适应证目前是同时具有以下临床表现的重症眼干燥症患者:症状严重;眼科检查提示患者出现因眼干燥症导致的视力下降,希尔默试验(Schirmer test)≤2mm/5min,泪膜破裂时间(BUT)<5 秒,角膜荧光素染色呈弥漫性点状或片状阳性,或角膜上皮结膜化;目前其他眼干燥症治疗方法(药物治疗半年以上)无效。

11. 数字化外科技术在颅颌面修复重建中的应用范畴。

答:数字化外科又被称为计算机辅助外科、图像引导手术,它是融合了医学影像学、图像分析及处理技术、计算机辅助设计/制造技术、快速成形技术、逆向工程技术和外科导航技术等发展而成。它广泛应用于颅颌面修复重建的设计和实施中,可提供可视化手术设计,并根据设计情况制造相应的手术导板、植入物或配合导航手术,降低了手术难度,提高了手术效果的稳定性,提高了手术的个性化、精确度和安全性。

12. 什么是"中国皮瓣"?

答:游离前臂皮瓣最早由我国杨果凡于 1978 年启用,因此又被称为"中国皮瓣"。该皮瓣最早应用于四肢瘢痕挛缩的治疗,后很快就应用于头颈部重建。前臂皮瓣的供养动脉为肱动脉的分支桡动脉,静脉回流可通过浅表的头静脉或桡动脉伴行静脉。因前臂皮瓣解剖恒定,制备简单得以广泛应用。前臂皮瓣血管口径大,吻合成功率高;皮瓣的血管蒂长,容易到达对侧颈部;供区远离头颈部,可实施"双组手术";皮瓣薄而质地优良,是口腔内缺损修复的最佳选择;可制备成感觉皮瓣;还可以携带部分桡骨,用于颌骨重建。因此它成为目前口腔颌面部应用最广的游离组织瓣之一,几乎可以用于任何部位的口腔黏膜缺损修复。

13. 口腔颌面头颈外科临床常用的穿支皮瓣类型。

答:穿支皮瓣具有设计灵活、血管蒂长、供区隐蔽且通常可直接关闭等优点,实现了以最小的供区损害获得最佳的受区外形和功能,代表着目前皮瓣外科的最新进展。目前口腔颌面头颈外科临床上常用的穿支皮瓣有腹壁下动脉穿支皮瓣、胸背动脉穿支皮瓣、股前外侧穿支皮瓣、腓肠内侧动脉穿支皮瓣等。其中以股前外侧穿支皮瓣最具有代表性,应用也最为广泛。

14. 面部美容与功能分区的基本概念。

答:根据解剖特点及临床应用,可将面部分为 11 区。

(1) 额面区:上界为发际,下界为眶上缘,两侧为上颞线;

(2) 颞面区:后界为发际,下界为颧弓上缘,两侧为上颞线;

(3) 眶区:四周以眶缘为界;

(4) 鼻区:上界为鼻根点,下界为鼻点,两侧为内眦与鼻翼点的连线;

(5) 唇区:上界为鼻底,两侧为唇面沟,下以颏唇沟与颏区分界;

(6) 颏区:上界为颏唇沟,两侧为口角的垂线,下以下颌骨下缘为界;

(7) 眶下区:上为眶下缘,内邻鼻区,外侧界为上颌骨颧突根部的垂线,下界为唇面沟中点至上颌骨颧突根下缘的连线;

(8) 颧区:上界为颧弓上缘,下界为颧骨下缘,前界为上颌骨颧突根部,后界为颧弓后端;

(9) 颊区:前界为唇区和颏区,后界为咬肌前缘,上邻眶下区和颧区,下界为下颌骨下缘;

(10) 腮腺咬肌区:上界为颧弓及外耳道下缘,前界为咬肌前缘,后界为胸锁乳突肌、乳突及二腹肌后腹的前缘,下以下颌骨下缘为界;

(11) 面侧深区:位于颧弓及下颌支的深面,前界为上颌骨的后面,后界为腮腺深叶,内为翼外板,外以下颌支为界。

15. 功能性舌重建的基本内涵。

答:舌缺损重建的最终目标是功能性重建,其中包括两部分内容,一为感觉功能重建,二为动力性重建。所谓动力性重建,是指舌在外形重建的同时恢复运动神经和肌肉的功能。舌体组织由舌肌与黏膜组成,舌体组织缺损修复除了恢复一定的舌体体积及上皮覆盖外,若能使修复舌的肌肉及皮肤重获神经支配,将达到理想的舌功能重建。

16. 目前在口腔颌面部缺损修复重建中常用的数字外科技术。

答:数字化外科是一个外科学领域的概念,代表着基于一系列计算机辅助技术来开展手术设计、引导手术及其他操作的实施,也被称为计算机辅助外科、图像引导手术。目前口腔颌面外科常用的数字化外科技术包括基于医学影像学、图像分析及处理技术、计算机辅助设计/制造技术、快速成形技术、逆向工程技术和外科导航技术。具体来说包括影像数据的数字化采集、虚拟手术设计、快速成形技术、3D 打印技术、手术导航技术。

17. 腓骨瓣行下颌骨重建的手术要点。

答:(1) 考虑选择下颌骨缺损同侧还是对侧腓骨瓣。根据下颌缺损的部分以及软组织缺损的特点确定选择同侧还是对侧的腓骨瓣。

(2) 手术前使用超声多普勒检查手术侧小腿的胫前、胫后、腓动脉的末梢血供,确保制备腓骨瓣后脚的血供不会出现异常。

(3) 术前使用超声多普勒检查腓骨瓣的皮岛穿支,以便术中设计皮岛。

(4) 术中确保咬合关系。腓骨瓣和下颌骨固定以后应该是剩余牙齿与对颌形成正确的咬合关系,腓骨瓣与对颌的关系是正常的。

(5) 恢复良好的外形。

(6) 术中根据缺损情况制备足够长度的腓骨瓣、足够大小的皮岛和拇长屈肌。

（7）术中选择血供可靠、管径尽量合适的受区血管。

（8）使用合适的坚固内固定方法,确保坚固固定,早期恢复功能。

（9）高质量吻合血管后,确保血管蒂的血流顺畅,不会造成压迫或者打折。

（10）手术中确保负压吸引放置合适,能够充分引流。

18. 口腔颌面头颈部缺损显微修复重建后的患者管理。

答:(1) 观察生命体征变化。

（2）头部制动。

（3）定时观察皮瓣,如有血管危象发生,需及时处理。

（4）注意引流保持通畅,避免发生血肿或积液。

（5）预防性使用抗生素。

（6）确保出入量平衡。

（7）保持伤口清洁。

（8）如有气管切开 4~5 天后判断拔管指征。

19. 口腔颌面头颈部缺损显微修复重建前患者的评估。

答:(1) 术前全身情况检查,评估能够耐受大型手术及能否顺利度过手术后的恢复期。

（2）评估可能的缺损范围,选择合适的皮瓣,是否行骨重建。

（3）评估受区血管情况,能否提供可靠的动脉和静脉。

（4）评估供区情况,例如腓骨瓣需使用超声多普勒检查手术侧小腿的胫前、胫后、腓动脉的末梢血供,确保制备腓骨瓣后脚的血供不会出现异常。术前使用超声多普勒检查腓骨瓣的皮岛穿支,以便术中设计皮岛;股前外侧皮瓣需使用超声多普勒检测血管穿支;前臂皮瓣术前需行 Allen 试验观察手的血供情况。

20. 血管化腓骨瓣和血管化髂骨瓣在颌骨重建中的优缺点比较。

答:(1) 骨瓣的长度方面,腓骨提供的骨瓣比髂骨瓣长。

（2）骨瓣的高度方面,髂骨提供的骨瓣比腓骨瓣高。

（3）骨的质量方面,腓骨是管状骨,主要是骨皮质,髂骨表面少量骨皮质,内部均为骨松质。

（4）血管蒂的长度方面,腓骨瓣血管蒂比髂骨瓣长。

（5）血管蒂的血管管径方面,腓骨瓣的血管管径比髂骨瓣的粗。

（6）是否能带软组织皮岛,腓骨瓣的皮岛穿支可靠,髂骨瓣不稳定。

（7）手术难易程度,腓骨瓣制备可以在肢体驱血带下进行,更加简单。

（8）手术时间方面,目前腓骨瓣制备的时间要短于髂骨瓣制备的时间。

（9）术后供区并发症方面,没有明显的差别。

第三十章

耳鼻咽喉头颈外科题集

1. 简述头颈部缺损的重建原则。

答:头颈部组织缺损多由外伤或肿瘤切除造成,通常包括皮肤、黏膜缺损、大块的软组织缺损或骨缺损等复合缺损,这种缺损必须修复,以达到外形重塑和功能恢复的目的,而如何选择适合的修复手段至关重要。重建的原则如下:①首先考虑从最简单的技术开始到较复杂的修复方法,即能用简单的方法就不用复杂的;②争取一期重建;③全面衡量受区的需要和供区可接受的残损及并发症,还要考虑术者的习惯和能力,以便为患者提供一个最佳的修复方法;④准备一个候补的修复措施,以便前一个方法不合适或失败时补救。

2. 简述头颈部缺损的修复方法。

答:目前临床上应用的修复方法和材料很多,可分为以下类型,①直接拉拢缝合;②游离植皮,有断层皮片和全厚皮片修复;③组织瓣,包括局部瓣、区域瓣、游离瓣等;④组织扩张,通过皮下埋放扩张器,定期注射生理盐水,达到扩张局部皮肤,产生多余的皮肤以修复缺损;⑤赝复体,在自体组织难以修复或患者难以承受时可考虑。

3. 简述耳鼻喉显微外科常用的手术设备。

答:常用手术设备包括,①手术显微镜;②内镜器械,包括耳内镜、鼻内镜等;③手术放大镜,与显微镜互为补充,配合使用;④显微血管神经器械(神经肌腱器械);⑤微血管吻合器;⑥耳科显微电钻;⑦神经监测仪(面神经、听神经术中监测,以最大限度保留面、听神经功能);⑧滴水双极电凝,烧灼止血同时流水降温,最小限度地减轻对周围组织的损伤与干扰。

4. 头颈部组织修复常用的皮瓣有哪些?

答:头颈部常因创伤或肿瘤切除引起组织缺损,大的缺损往往需要转移皮瓣修复,根据缺损范围及周围组织情况,分为带蒂皮瓣及游离皮瓣。常用的带蒂皮瓣包括:鼻唇沟瓣、颏下瓣、颞肌瓣、颈阔肌皮瓣、带状肌肌筋膜瓣、胸锁乳突肌肌(皮)、锁骨上皮瓣(或颈肱皮瓣)、胸三角肌皮瓣、胸大肌皮瓣、背阔肌皮瓣等;游离皮瓣包括:耳后游离皮瓣、前臂游离皮瓣、股前外侧游离皮瓣、腹直肌游离皮瓣。

5. 头颈部移植游离组织的优点。

答:①游离瓣修复,可为受区带来高度血管化的组织,因为患者常结束过大范围的放射治疗,并且营养不良;②使大块的组织具有较大的移动性;③因其具有的可塑性,使一个蒂的皮瓣能有多个组织块,如嵌合型皮瓣;④在影像学检查如 CT 血管检查和多普勒超声的帮助下,术前计划觉得皮瓣和受区血管是可行的,并不是仅仅解剖时翻起皮瓣,而且还能对受区血管进行计划。

6. 简述世界第一例头颈部游离组织移植。

答:1959 年,Som 和 Seidenberg 完成首例游离空肠移植修复高位食管缺损获得成功,开创了游离组织移植的新篇章,也为头颈部缺损的游离组织修复奠定了基础。空肠是首先应用于头颈部缺损重建的血管化组织。

7. 简述游离皮瓣修复头颈区应着重考虑哪些问题。

答:考虑的问题包括以下方面。

(1) 所修复的区域位于何处?

(2) 这一区域的解剖特征是什么?

(3) 这一区域的功能是什么?

(4) 受区所能提供的血管是什么?

(5) 供区所致的缺损是怎样的?

(6) 需具备口腔等关闭的密闭性。

(7) 预防瘘的形成。

8. 简述世界和我国首例游离皮瓣移植。

答:自从 Jacobson 和 Suarez 于 1960 年发表了在手术显微镜放大下对直径 1.6~3.2mm 的细小血管进行缝合获得较高的通畅率以来,显微外科技术得到了迅速发展。1972 年 9 月,Harii 等成功地进行了颞区头皮瓣的游离移植。1973 年,Daniel 和 Taylor 等成功地完成了腹股沟皮瓣的游离移植。1973 年 3 月,我国杨东岳等也成功进行了吻合血管的下腹部皮瓣移植,用以修复颊部巨大创面。

9. 皮瓣成活的重要因素有哪些?术后早期如何观察皮瓣是否成活?

答:皮瓣成活的重要因素包括,①良好的动脉血供;②顺畅的静脉回流。皮瓣转移术后,早期主要观察皮瓣温度、颜色、质地、毛细血管充盈度等。正常皮瓣应是颜色红润,丰满而有弹性,皮温正常。正常指压皮瓣松开后 1 秒内毛细血管恢复充盈。若毛细血管充盈时间延长(>1 秒),针刺皮瓣无鲜血流出,或皮瓣温度降低,均提示皮瓣血液循环不良。皮瓣移植血管吻合后可出现轻度肿胀,但皮纹存在,质地柔软。如果肿胀明显、颜色发暗、皮纹消失,甚至出现水疱、质地硬实,提示静脉血栓形成;如皮纹增多、肿胀不明显、皮瓣颜色苍白、组织干瘪无光泽,则提示动脉痉挛或栓塞。

10. 简述穿支皮瓣的分类和定义。

答:由单一穿支血管穿过深筋膜为组织供血的皮瓣就可以称为穿支皮瓣。穿支皮瓣包括皮肤和 / 或皮下脂肪组织。根据穿支血管穿过深筋膜的走行方式可将其分为直接穿支皮瓣和间接穿支皮瓣。直接穿支皮瓣是由从源血管发出后直接走行至深筋膜并穿过后进入皮肤的穿支供血。间接穿支皮瓣则根据穿支走行是穿过肌肉组织还是肌间隔,分为肌皮穿支皮瓣和肌间隔穿支皮瓣。

11. 简述皮瓣移植在口腔颌面部的应用范畴。

答:应用范围包括,①口腔颌面部损伤致颜面部的软组织缺损,导致面部畸形,功能受限,如开口困难、面部不对称畸形等;②颜面部皮肤肿瘤,术后面部畸形,及周围器官的功能障碍;③口腔颌面部恶性肿瘤,术中扩大切除,包括软组织、骨组织缺损,导致面部畸形、功能障碍等。

12. 简述下咽癌的分类及手术方式。

答:在原发性下咽恶性肿瘤中,绝大多数(约 95%)为鳞状细胞癌。根据原发灶的部位可分为:梨状窝癌、环后癌、下咽后壁癌,分别对应于下咽部的 3 个解剖区:梨状窝、环状软骨后区(简称环后区)、下咽后壁区。根据病变大小,手术范围不尽相同。梨状窝癌可选用梨状窝切除、梨状窝 + 喉部分(或近全)切除、喉全切 + 下咽部分切除、下咽及喉全切 + 食管部分(或全)切除(需用胃上提、咽胃吻合、游离空肠等或皮瓣、肌皮瓣等恢复消化道连续性)。较大的环后癌可选择下咽及喉切除,侵犯颈段食管者选择下咽及喉全切 + 食管部分(或全)切除。下咽后壁癌可以选择部分下咽后壁切除、下咽及喉全切除 + 食管部分(或全)切除。

13. 简述下咽及颈段食管癌手术中,上消化道缺失常用的重建修复方法。

答:上消化道重建的方式包括以下几项。

(1) 游离空肠代食管术,主要适用于下咽癌侵犯颈段食管,或病变非常局限的(如1.0cm以内)的单纯颈段食管癌。

(2) 胃代食管、咽胃吻合术,主要适用于颈段食管癌、下咽癌侵及食管者。

(3) 带血管蒂结肠代食管术,主要用于不适合胃代替食管的病例(如胃已有严重疾患或已行胃大部切除者),以及保留喉进行换后吻合的病例,为避免胃内容物反流造成误吸,用结肠代食管。

(4) 胸大肌肌皮瓣修复下咽,切除全喉及一侧梨状窝,保留对侧梨状窝黏膜做下咽修复,如残余黏膜过少,可用此法修复。

(5) 喉代下咽术,咽后壁癌切除范围较广者可用前臂皮瓣修复咽后壁而保留喉功能,如喉不能保留仅作为牺牲品而切除时,可用喉及部分气管代替下咽。

14. 耳鼻喉科涉及侧颅底手术的主要有哪些疾病,常用的手术入路有哪些?

答:耳鼻喉科涉及侧颅底手术的疾病主要有听神经瘤、颈静脉球瘤,听神经瘤常见于内听道及桥小脑角区,颈静脉球瘤则好发于颅底颈静脉孔区,内听道及颈静脉孔区重要神经、血管的处理是这类侧颅底手术的难点与重点,常用手术入路有经迷路入路、颅中窝入路、乙状窦后入路和颅颈联合入路等。

15. 简述显微血管吻合的原则与方法。

答:(1) 严格无创操作,创面湿润,忌用显微镊子直接夹持吻合口,以免损伤内膜,术野常用冲洗液冲洗,保持吻合湿润状态。

(2) 彻底清创血管,切除血管外膜,血管冲洗扩张。

(3) 缝合血管,一次性准确进针,边距(0.2~0.4mm)和针距(0.3~0.5mm)均匀,张力适宜,防止扭曲。

(4) 密切配合,外翻对合,进针时缝针与血管壁间夹角为30°~45°,而不是通常的90°,血管内外膜边距不等,打结时内膜外翻良好。

(5) 有效地解除血管痉挛,这是保证显微血管吻合成功的关键之一,可用持续的热生理盐水纱布湿敷,局部用解痉药物,机械扩张或液压扩张等。

(6) 及时配合术中用药,手术室温度保持在22℃以上,术后良好制动。

16. 简述机器人在显微外科的应用。

答:手术机器人用于皮瓣外科是修复重建外科的最新进展,机器人操作的准确性可以避免人手操作抖动的弊端,最大程度减少人手操作带来的血管损伤,可以提高血管吻合的成功率、降低血管剥离带来的损伤,实现皮瓣外科的微创化操作。机器人现可用于:①位置深在部位的血管吻合,使显微外科不再受身体部位和血管吻合身体条件的限制。②机器人还可以用于微小(直径0.3~0.8mm)血管的吻合,即超级显微外科,尤其适用于糖尿病足等四肢创面的显微修复,可以不损伤肢体的重要源血管,选择微小血管作为受区血管,减少四肢显微外科对受区的损伤。③对于入路比较困难的手术,如口腔内的困难创面重建,以往需要切开下唇来拓宽手术入路,剥离出人手操作的空间,机器人体积小,结合了内镜的优势,可以避免扩大手术入路和不必要的手术切口,直接进入小的腔室进行操作。④很多创面的修复只需要血运良好的肌肉瓣覆盖,机器人可以通过小切口完成大面积肌肉瓣的切取,实现了此类手术的微创化。

17. 简述面瘫的House-Brackmann分级。

答:House-Brackmann评级系统将面神经功能分为6级,其中2~6级为面瘫。1级:正常,各区面部功能正常;2级:轻度功能异常,仔细检查才可看到轻度的面肌无力(轻微用力眼睑即可完全闭合,口角轻度不对称),可能有非常轻度的联动;3级:中度功能异常,明显面瘫但不影响双侧对称(需要用力眼睑才能完全闭合,口角用力后患侧轻度无力),可见到不严重的联动、挛缩和/或半面痉挛;4级:中重度功能异常,明显的面肌无力和/或不对称的面部变形(严重联动),眼睑闭合不全,口角双侧明显不对称;5级:重度功能异常,仅存轻度的眼和口角运动;6级:完全麻痹,患侧面肌无运动。

18. 显微外科在面神经功能重建(面瘫治疗)中的应用。

答:神经断裂伤首选神经吻合术以恢复其连续性,而面神经损伤伴神经组织缺损时,则应选择自体神经移植,利用其他神经组织来替代缺损的面神经,并引导神经轴突生长至表情肌,最终恢复面部功能。显微缝合术和纤维胶黏接术是主要的吻合神经方法,其中显微吻合还是采用外膜缝合的方法。移植神经供体常用的是耳大神经和腓肠神经,前臂的正中神经皮神经也有选用。对面神经完全丧失传导功能者可采用其他神经与面神经吻合,如舌下神经 - 面神经交叉吻合术,可以改善面部肌肉的张力。两侧面神经交叉吻合术,又称对侧面神经吻合术,利用对侧的面神经冲动改善患侧的口角运动。对晚期面瘫患者,可采用肌瓣转移术恢复面部对称性,面肌悬吊术改善静态面容和眼睑整形术保护角膜。

19. 简述颈动脉体瘤的定义与临床分型。

答:颈动脉体瘤亦称颈动脉体副神经节瘤,起源于颈动脉体,属化学感受器肿瘤,多数为良性,但由于其包绕动脉生长、血运丰富,给诊治带来很大困难。临床上根据肿瘤累及颈动脉的程度,Shamblin 将颈动脉体瘤分为三种类型:Ⅰ型局限型,肿瘤较小,能容易地从血管上分离切除;Ⅱ型包裹型,肿瘤中等大小,围绕颈总、颈内及颈外动脉生长,包裹血管,但未累及血管壁中层和内膜,经仔细地外膜下剥离能切除;Ⅲ型巨块型,肿瘤大且包裹颈动脉,需要部分或全部切除和重建血管。

20. 简述颈动脉体瘤的术前准备。

答:颈动脉体瘤的术前准备非常重要,应充分了解肿瘤累及动脉的程度,正确进行脑缺血耐受功能锻炼并综合评估脑侧支循环建立情况。①颈动脉压迫锻炼,又称压颈训练、Matas 试验,患侧动脉压迫是术前脑缺血耐受功能锻炼的有效手段,有利于术中、术后脑供血的代偿,减少术后脑缺血并发症发生的概率,方法是每次自 5 分钟开始,之间增至每次 20~30 分钟,直至在压迫颈动脉全过程中患者无头晕、眼发黑等脑缺血症状;②检测侧支循环,主要方法有脑血流图、经颅多普勒超声等,用于预测阻断颈总动脉后脑侧支循环的供血状况,了解侧支循环的建立与供血情况;③颈动脉临时球囊阻断试验(TBO),在局麻下经股动脉行全脑血管造影,利用双腔球囊阻断颈动脉,观测临床神经系统体征,以预测脑对颈动脉阻断的耐受性;④数字减影血管造影(DSA)及术前栓塞,DSA 是颈动脉体瘤诊断及术前评估的重要手段,可评估肿瘤累及血管的程度,还可直接观测双侧脑动脉前后交通吻合及患侧大脑前、中动脉显影情况,并可在术中进行瘤体供血血管的栓塞,以减少术中出血。

第三十一章

淋巴外科题集

1. 显微外科在淋巴外科中的主要应用范畴。

答:用于改善各部位的淋巴及乳糜液的回流障碍,如治疗淋巴水肿和乳糜胸、乳糜腹、乳糜尿、乳糜心包、乳糜痰、下肢乳糜反流、肠淋巴管扩张症等各种乳糜回流障碍性疾病。主要包括:①肢体浅淋巴管-小静脉吻合术;②肢体深淋巴管-静脉吻合术;③腹腔内淋巴管-静脉吻合术;④腹膜后淋巴管-静脉吻合术;⑤髂外淋巴管-静脉吻合术;⑥颈段胸导管静脉吻合术;⑦胸段胸导管静脉吻合术;⑧颈深淋巴管-静脉吻合术;⑨淋巴结静脉吻合术;⑩淋巴管移植术;⑪淋巴结移植术等。

2. 世界首例淋巴管-静脉吻合术治疗淋巴水肿。

答:1977 年,O'Brien 等首先报道了应用淋巴管-静脉吻合术治疗肢体阻塞性淋巴水肿,引起了全世界的关注。

3. 中国首例淋巴静脉吻合术治疗淋巴水肿。

答:1979 年,朱家恺等成功进行了我国首例淋巴管-静脉吻合术。

4. 肢体淋巴静脉吻合术的适应证。

答:理论上不论是原发性还是继发性淋巴水肿,只要有适合吻合的淋巴管及静脉,都可以应用淋巴静脉吻合术治疗。但对于象皮肿患者,因为皮下纤维增生严重,很难游离出有功能的适合吻合的淋巴管,故对于肢体 3 期淋巴水肿(国际淋巴学会分期)病例,一般不采用淋巴静脉吻合术治疗。

5. 为什么淋巴管移植术没有被广泛应用?

答:淋巴管移植术需要从健侧肢体游离取出较长的(20~40cm)淋巴管,为保证疗效,往往需要移植多根淋巴管,创面大,手术难度高,而且可能导致健侧肢体出现淋巴水肿,故目前国际上仅个别单位在进行这类手术。

6. 超级显微外科在淋巴外科的应用。

答:超级显微外科是指应用 12-0 显微缝线对最细可以达到口径 0.2mm 的淋巴管与静脉进行的显微吻合技术,难度高,操作精细,同时对手术器械的选择、清洗、消毒、保养要求非常高。

7. 吲哚菁绿在显微淋巴外科的应用。

答:吲哚菁绿在肢体远端皮内、皮下注射后,由淋巴管吸收,沿淋巴管向近心端回流,只要是吲哚菁绿荧光显影显示的淋巴管,均为有功能的淋巴管,对于术前规划、术中寻找有功能的淋巴管进行淋巴静脉吻合术非常重要。

8. 上肢深淋巴管 - 静脉吻合术。

答：上肢肱动、静脉周围，有数支深淋巴管，一般功能良好，无纤维化。选取口径匹配的肱静脉分支，这些分支一般都有功能良好的静脉瓣，可以有效防止静脉血反流至吻合口，从而避免吻合口凝血堵塞。根据淋巴管与静脉的口径匹配程度，进行端端或集束式深淋巴管 - 静脉吻合，治疗上肢继发性淋巴水肿，效果良好。

9. 下肢深淋巴管 - 静脉吻合术。

答：下肢股动、静脉周围，股隐静脉瓣膜水平略远心方向，有 1~3 支深淋巴管，因淋巴水肿不累及深筋膜以下组织，故功能良好，无纤维化。选取口径匹配的股静脉肌肉穿支，这些分支一般都有功能良好的静脉瓣，可以有效防止静脉血反流至吻合口，从而避免吻合口凝血堵塞。根据淋巴管与静脉的口径匹配程度，进行端端或集束式深淋巴管 - 静脉吻合，治疗下肢继发性淋巴水肿，效果良好。但该术式吻合位置深在，游离寻找淋巴管比较困难，手术难度较大。

10. 静脉瓣膜功能在淋巴静脉吻合术中所起的作用。

答：淋巴静脉吻合术中，选取具有良好功能的带静脉瓣的静脉进行吻合，可以有效防止静脉血反流至吻合口，可以有效防止吻合口堵塞，对于保证吻合口通畅具有非常重要的意义。

11. 淋巴静脉吻合术中发现静脉端血液反流，如何处理？

答：①游离静脉时避免损伤静脉瓣膜处外膜；②如吻合静脉存在静脉瓣，可于静脉瓣表面浆膜用显微缝线做适当缩窄缝合，直至血液反流停止，以血管探条确认吻合静脉通畅性后再进行淋巴静脉吻合术；③自体带瓣膜静脉移植，此时需另做切口，选取适合的瓣膜功能良好的静脉段进行移植；④术中如无法避免静脉反流，术后就需要长期抗血小板或抗凝治疗。

12. 目前超显微淋巴静脉吻合术最主要局限。

答：超显微外科手术往往过于强调吻合技术本身，只选取肢体中远端外周浅淋巴管与小静脉进行吻合。但对于继发性淋巴水肿，最好是在距离梗阻点最近的区域，如上臂近腋窝处、腹股沟区，将集合淋巴管与静脉进行吻合，淋巴管口径越大，流量越高，这样才能最大限度发挥淋巴静脉吻合术的功效。过于细小的淋巴静脉吻合，分流淋巴液的流量小，治疗效果并不理想。

13. 目前淋巴静脉吻合术的主要不足。

答：静脉压与淋巴管压力差，决定了静脉血可能反流至吻合口，造成吻合口堵塞，因此选用功能良好的带静脉瓣膜的静脉进行吻合十分重要。尽管吲哚菁绿可以用于术后吻合口通畅性监测，但由于其属于侵入性检查，很难普遍应用于术后随访及疗效评估。尽管应用淋巴静脉吻合术治疗淋巴水肿的显微外科医生都强调该手术的有效性，但目前仍未见多中心远期疗效评估的相关报道。

14. 淋巴结静脉吻合术。

答：将淋巴结沿横轴剖开，将断面与口径匹配的静脉吻合，用以改善淋巴回流。但因其并非腔对腔吻合，其远期通畅性无法保证，目前已经较少应用于临床。

15. 胸导管颈静脉（或颈静脉分支）吻合。

答：对于存在胸导管末段狭窄或出口梗阻的乳糜回流障碍性疾病，如乳糜胸、乳糜腹、乳糜尿、乳糜心包、乳糜痰、肺乳糜反流、下肢乳糜反流、肠淋巴管扩张症等，将颈段胸导管狭窄段远心端（非狭窄处）与颈内静脉或其周围口径匹配的椎静脉、颈横静脉、甲状腺中静脉等进行吻合，用以改善乳糜回流。

16. 腹膜后淋巴静脉吻合术。

答：对于乳糜回流障碍性疾病，有时需要在腹膜后，将含乳糜的淋巴管与生殖静脉等进行吻合，用以改善乳糜回流，分流乳糜回流入血。需选取乳糜流量大，口径与生殖静脉匹配的淋巴管进行吻合。因生殖静脉（卵巢静脉、精索静脉）一般没有瓣膜，需要同时移植自体带静脉瓣膜的静脉段，取材多于足、踝处大隐静脉及其分支。腹膜后吻合手术深在，难度大。

17. 髂外淋巴管 - 静脉吻合术。

答：对于下肢及外生殖器乳糜反流患者，在髂外行乳糜淋巴管结扎、切除阻断乳糜反流之后，为改善淋巴、乳糜回流,需行髂外淋巴管-静脉吻合。吻合静脉往往选取腹壁下静脉分支,经常需要多支端端吻合。

18. 颈部深淋巴管-静脉吻合术。

答:对于颜面、颈部淋巴水肿患者,可行颈深淋巴管-静脉吻合。术中近颈静脉角水平,游离出颈深淋巴管,与周围小静脉进行吻合,用以改善颜面、颈部淋巴回流障碍。

19. 胸段胸导管静脉吻合术。

答:对于乳糜胸、乳糜心包、肺乳糜反流的病例,在尽可能靠近胸导管起始部的地方,将胸导管远心端与奇静脉进行吻合。这样既可以有效阻断乳糜向肺、心包、胸腔反流(漏出),又重建乳糜回流,一举两得。因奇静脉一般无瓣膜,需要进行自体带瓣膜静脉段移植,以防止吻合口血栓形成,堵塞吻合口。

20. 显微手术中如何辨识淋巴管?

答:正常淋巴管显微镜下透明,管壁薄,可见管腔,内为清亮淋巴液。淋巴水肿患者淋巴管可以扩张,甚至串珠状,管壁极薄,透明,内为清亮淋巴液。纤维化淋巴管有时与神经纤维不易区分。但在高倍视野下,神经纤维可见横纹,较淋巴管更韧,剪断后无淋巴液流出。应用亚甲蓝或吲哚菁绿可以有效辨识有功能的淋巴管。